最新改訂版

子どもと親のためのワクチン読本

知っておきたい予防接種

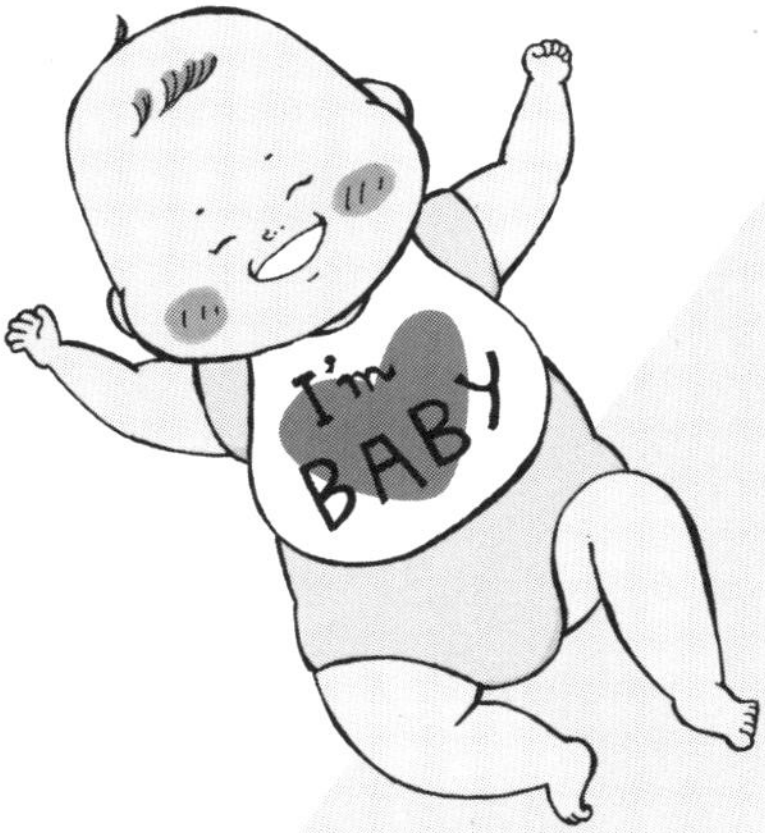

医学博士　元・国立公衆衛生院疫学部感染症室長

母《も》里《り》啓《ひろ》子《こ》

マンガ・イラスト●えのきのこ

双葉社

赤ちゃんを育てるのってほんとに大変！

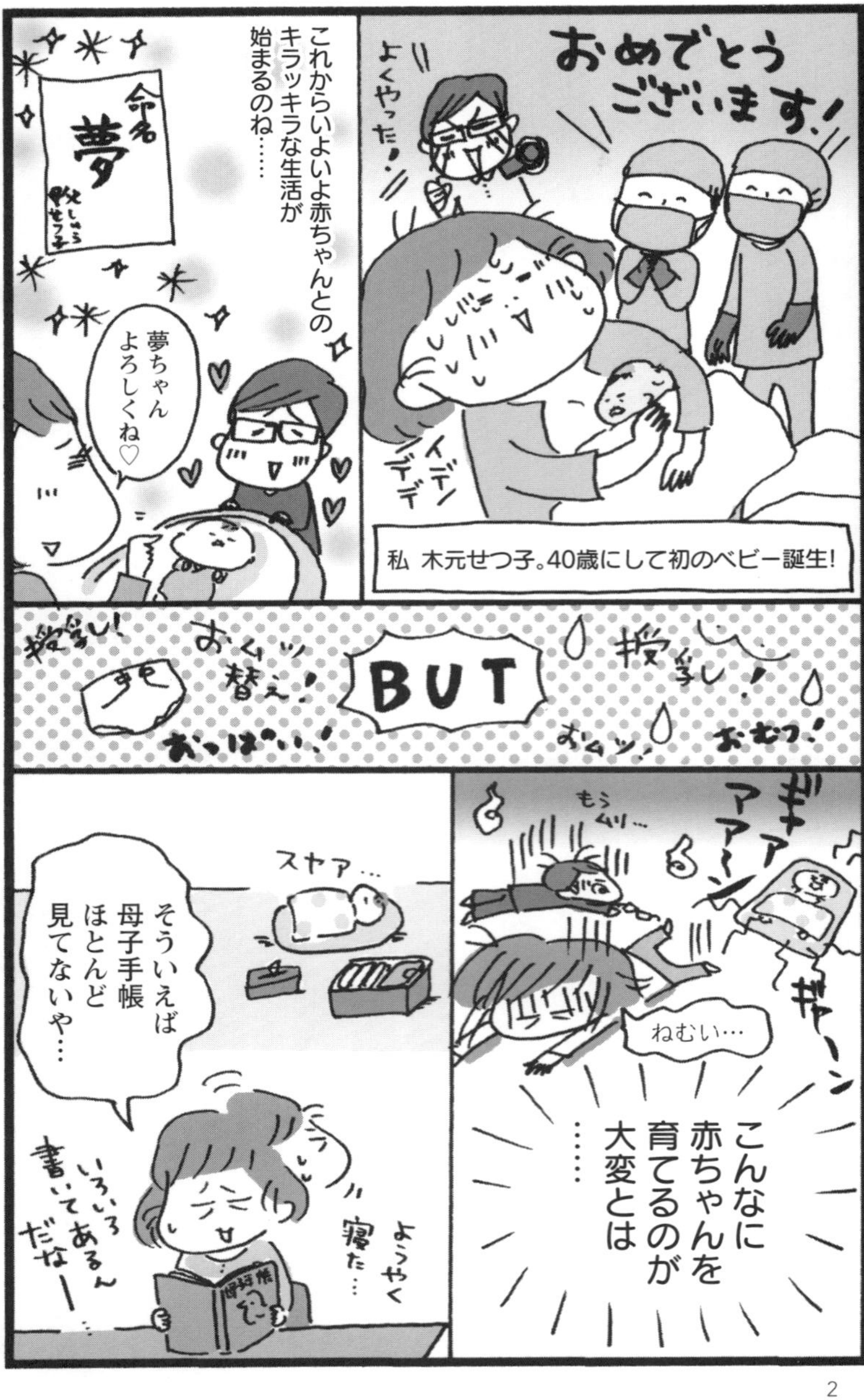

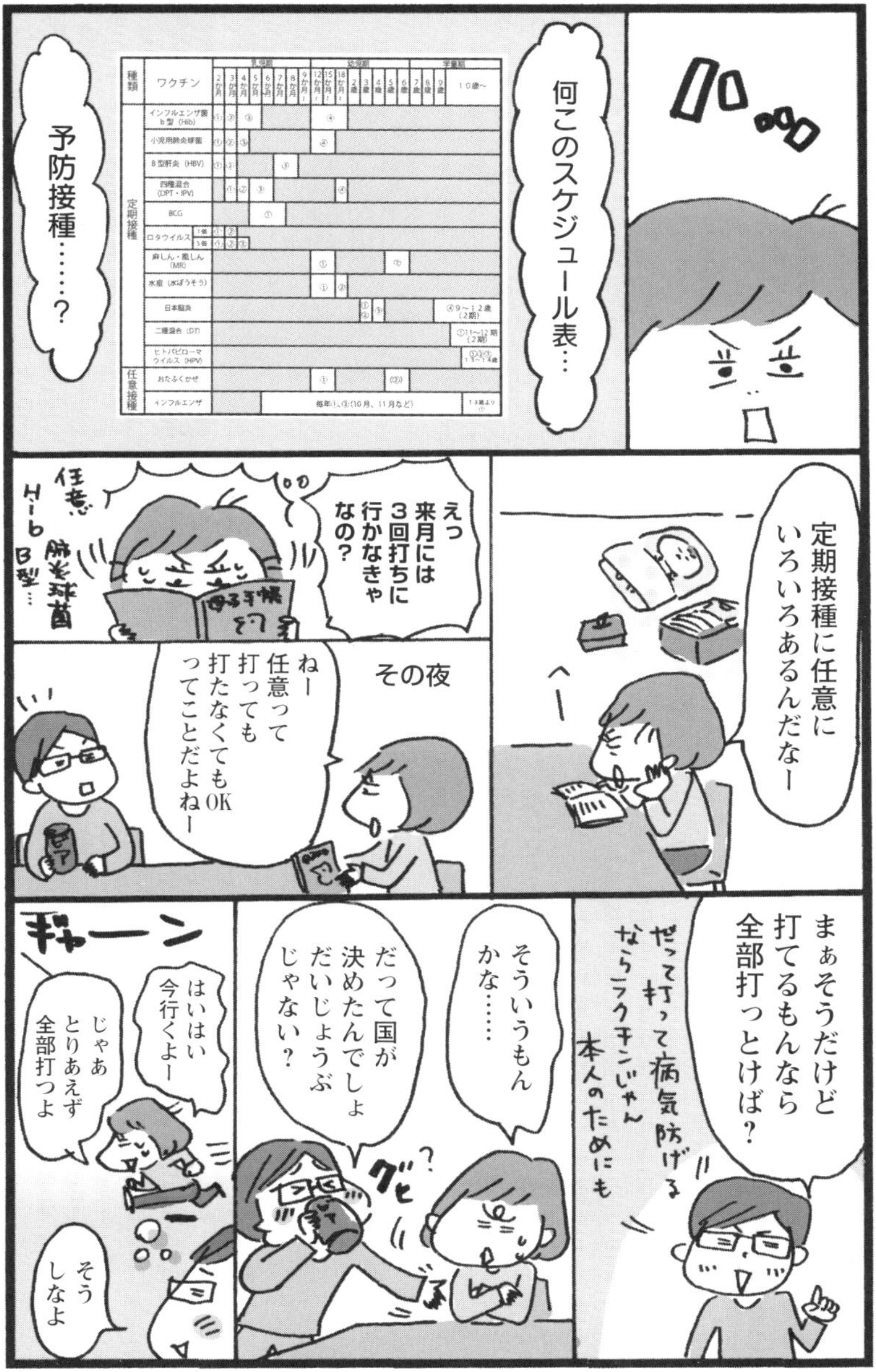
ハッ
何このスケジュール表…
予防接種……？
種類 ワクチン 乳児期 幼児期 学童期 2か月 3か月 4か月 5か月 6か月 7か月 8か月 9か月 12か月 15か月 18か月 2歳 3歳 4歳 5歳 6歳 7歳 8歳 9歳 10歳～
定期接種
インフルエンザ菌b型（Hib） ① ② ③ ④
小児用肺炎球菌 ① ② ③ ④
B型肝炎（HBV） ① ② ③
四種混合（DPT・IPV） ① ② ③ ④
BCG ①
ロタウイルス 1価 ① ② 5価 ① ② ③
麻しん・風しん（MR） ① ②
水痘（水ぼうそう） ① ②
日本脳炎 ① ② ③ ④9～12歳（2期）
二種混合（DT） ①11～12歳（2期）
ヒトパピローマウイルス（HPV） ①②③ 13～14歳
任意接種
おたふくかぜ ① (②)
インフルエンザ 毎年①、②（10月、11月など） 13歳より①
定期接種に任意にいろいろあるんだなー
へー
えっ来月には3回打ちに行かなきゃなの？
任意
Hib
肺炎球菌
B型…
母子手帳
その夜
ねー任意って打っても打たなくてもOKってことだよねー
まぁそうだけど打てるもんなら全部打っとけば？
だって打って病気防げるならラクチンじゃん本人のためにも
そういうもんかな……
だって国が決めたんでしょだいじょうぶじゃない？
グビ
ギャーン
はいはい今行くよー
じゃあとりあえず全部打つよ
そうしなよ

はじめに

少々ずぼらなお母さんでだいじょうぶ
赤ちゃんは微生物やウイルスと出合い、病気にかかりながら大きくなるのです

待ちに待った赤ちゃんの誕生。

幸せでいっぱいの赤ちゃんとの日々が始まると同時に、お母さんは、赤ちゃんの夜泣き、産後の疲れに悩まされます。予想外のたいへんな日々が始まるのです。

テレビやインターネットにはこわい病気の情報があふれています。消毒や殺菌のための薬品もたくさん宣伝されています。

生まれたばかりの赤ちゃんを大切に育てている新米のお父さんお母さんは、心配で気が気ではないでしょう。

そこに追い打ちをかけるように届くのが予防接種のお知らせです。

「こんなに打たなくちゃいけないの？」

「まだこんなに小さいうちに⁉」

生まれてすぐから1歳になるまでに、15回分ものワクチン接種のお知らせが届きます。考えるゆとりなどありません。

かぜをひかせないように。バイキンに触れないように。病気にかからない方法があるのなら、ワクチンでも、消毒でも、できる限りのことはやってあげるのが親のつとめ、そう思うことでしょう。

でも、昔は、こんなにたくさんのワクチンも、抗菌グッズも、ありませんでした。こんなにたくさんのワクチンができて、赤ちゃんの衛生用品もたくさんできたのは、つい最近のこと。

とっても便利な世の中になったけれど……昔にくらべて、ずいぶん子育てが忙しくなったような気がするのです。

＊

昔は、子どものうつる病気は、予防するものではなく、かかって、強くなるものでした。

保育園に行ったら、次から次に病気をもらってくるよ、とのんびり構えていたものです。みんなでかかって、保育園も幼稚園も休んでお家で遊んでいればよい。そんなおおらかさがありました。

それが、今では、病気になったら大騒ぎです。ワクチンを打たずに病気になることが、まるでいけないことのように思わされています。今の世の中、保育園ではしかにかかる子どもが出たら、「事件」になります。

でもね。と私は言いたいのです。

はしか、風しん、水ぼうそうなどのうつる病気は、小さいうちにかかればとても軽くすむ病気です。薬もいらずに自然治癒し、生涯つづく強固な免疫がつくのです。自然にかかれば、ワクチンよりもずっと強い免疫がつくのですよ。

だから、病気をおそれすぎないでほしいのです。

*

衛生状態、栄養状態の悪い発展途上国においては、うつる病気で命を落とす子どもがいて、だからこそ予防接種は必要で、有効なものなのです。かつての日本もそうでした。けれども、今の日本は、豊かで、清潔で、感染症で亡くなる子どもはほとんどいません。乳児死亡率は世界で一番低い国。危険な病気はどんどん減っているのです。

ワクチンの必要性は低くなっているというのに、今の世の中には、子育て中の若いお母さんとお父さんを心配させてしまうような情報が、あふれているように感じます。どうぞ、少し気持ちを楽にして。しなくてもすむことは、いっぱいあります。ワクチンを打たなければというプレッシャーからは解放されていいのです。ゆっくり必要なものを選んでだいじょうぶ。今の世の中、お母さんお父さんは、ちょっとずぼらなほうがいいですよ。

お子さんとすごす毎日が、心楽しくすこやかなものでありますように。その願いをこめて、この本を作りました。

著者

最新改訂版
子どもと親のための
ワクチン読本
知っておきたい予防接種

目次

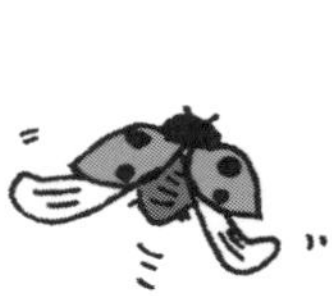

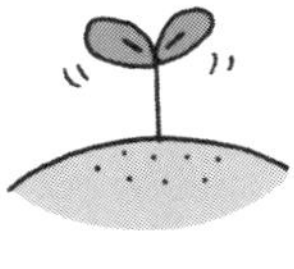

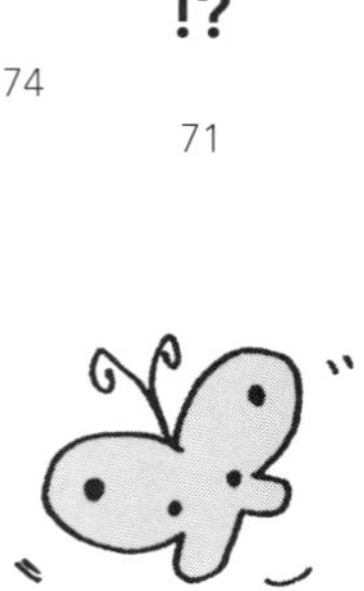

7章 どんな予防接種がありますか？ 97

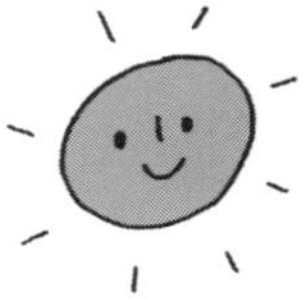

1章

ワクチンって何ですか？

病気とたたかう「抗体」を作るために
わざと体の中に
病気のかけらを入れるものです

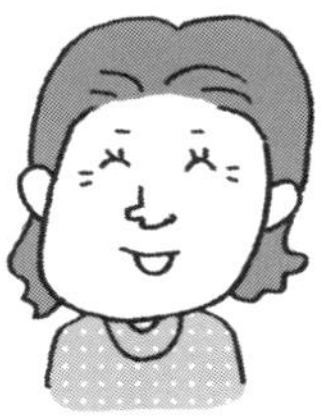

昔はこんなに予防接種あったっけ?

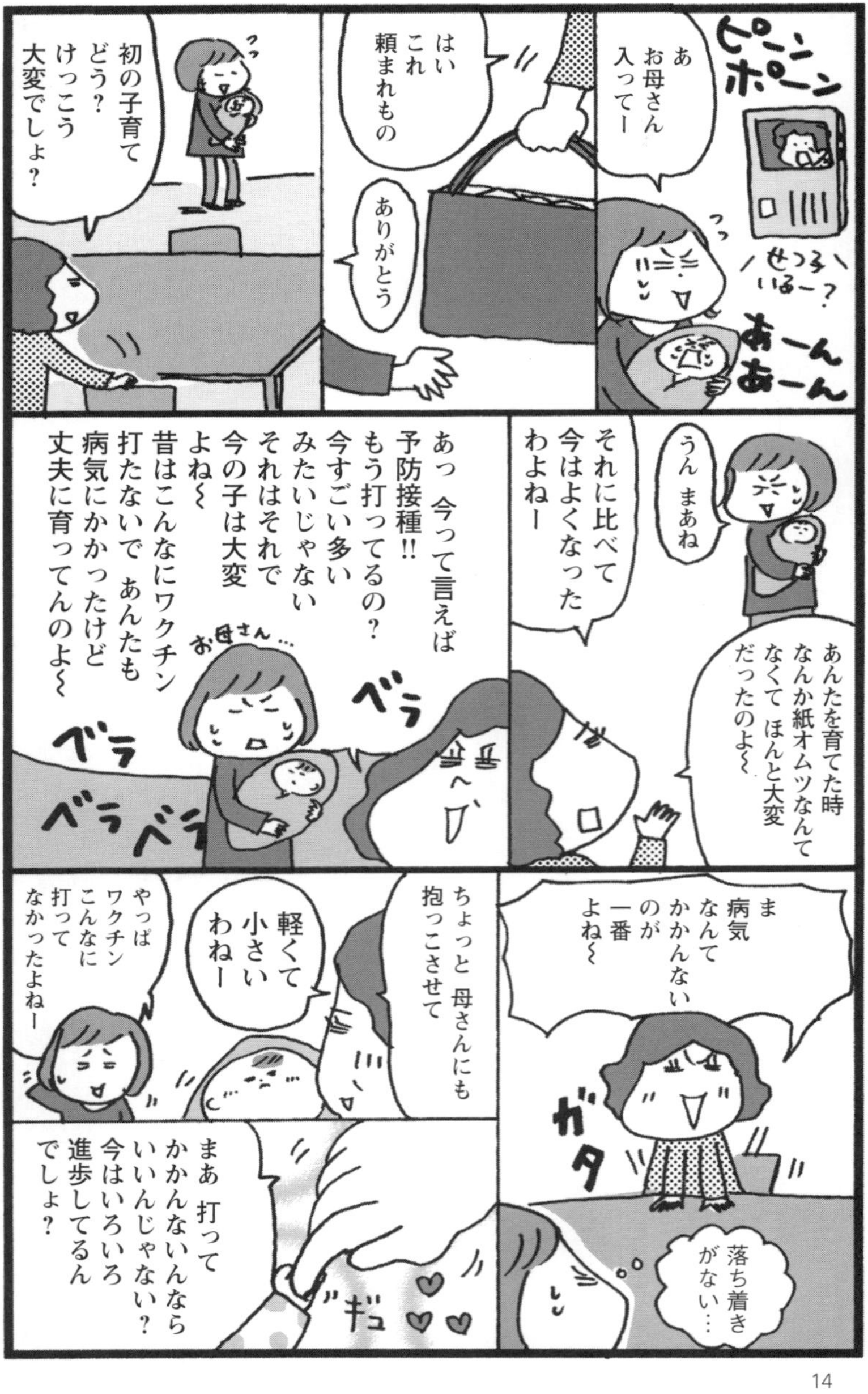
ピーンポーン
せつ子いるー?
あ お母さん 入ってー
あーん あーん
はい これ 頼まれもの
ありがとう
初の子育て どう? けっこう 大変でしょ?
うん まあね
それに比べて 今はよくなった わよねー
あんたを育てた時 なんか紙オムツなんて なくて ほんと大変 だったのよ〜
あっ 今って言えば 予防接種!! もう打ってるの? 今すごい多い みたいじゃない それはそれで 今の子は大変 よね〜 昔はこんなにワクチン 打たないで あんたも 病気にかかったけど 丈夫に育ってんのよ〜
お母さん…
ベラ
ベラ
ベラベラ
ま 病気 なんて かかんない のが 一番 よね〜
ガタ
ちょっと 母さんにも 抱っこさせて
軽くて 小さい わねー
やっぱ ワクチン こんなに 打って なかったよねー
落ち着き がない…
まあ 打って かかんないんなら いいんじゃない? 今はいろいろ 進歩してるん でしょ?
ギュ

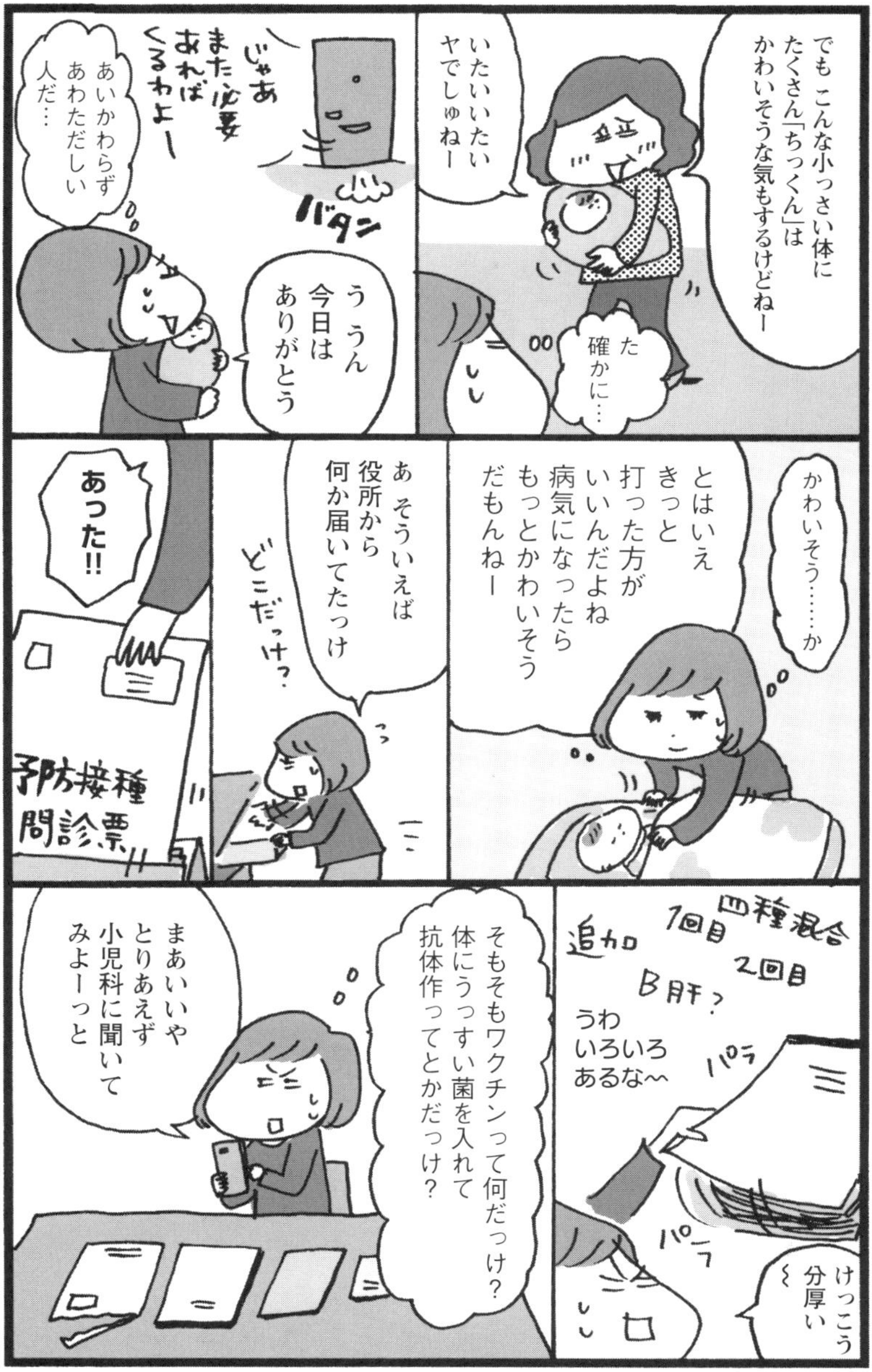
でも こんな小っさい体に たくさん「ちっくん」は かわいそうな気もするけどねー
いたいいたい ヤでしゅねー
た 確かに…
じゃあ また必要 あれば くるわよー
バタン
あいかわらず あわただしい 人だ…
うん 今日は ありがとう
かわいそう……か
とはいえ きっと 打った方が いいんだよね 病気になったら もっとかわいそう だもんねー
あ そういえば 役所から 何か届いてたっけ
どこだっけ？
あった!!
予防接種 問診票
四種混合
1回目
2回目
追加
B肝？
うわ いろいろ あるな〜
パラ
パラ
けっこう 分厚い〜
そもそもワクチンって何だっけ？ 体にうっすい菌を入れて 抗体作ってとかだっけ？
まあいいや とりあえず 小児科に聞いて みよーっと

※本書の漫画の内容は2019年初版当時のものです。

Q ワクチンって何ですか？ ワクチンで健康になれますか？

A 病気を予防するために健康な人に、あえて病気の種を入れるものです

親にとって、子どもの病気はこわいものです。病気にならないためならできるだけのことをしたいと、たくさん予防接種を受けている方も多いことでしょう。

でも、ちょっと待ってください。予防接種は、健康食品とは違います。どんどんとればいいものではありませんよ！　ワクチンは、病気の種をもとにして作られているものなのです。けっして予防接種を軽く見ないでくださいね。

＊

ワクチンは、病原体そのもの、つまり、ウイルスや細菌を使って作っているんです。ウイルスや細菌の一部を取り出したり、殺したり、弱くしたりして、病気を発症しな

い程度にしてワクチンにします。それを、強制的に体の中に入れるのがワクチン接種なのです。

人の体の中に病原体が入ってくると、体を守る働きをする免疫細胞が寄ってきて、病原体に対抗します。そして、その病原体にぴたりとあった「抗体《こうたい》」が作られます。一度その抗体ができれば、次に同じ病原体が体の中に入ってきた時に対抗してくれるので、病原体に勝つことができます。

ワクチン接種は、この人体のしくみを利用したものなのです。

健康な時に、毒を少しだけわざと体の中に入れて、軽く病気にかかって、本物の病気に対抗する抗体を作っておこう、というものなのです。

ですから、おどかすつもりはありませんが、ワクチン接種は人の体にとっては、少しこわいことなんです。

それでも、かかったら死んでしまうような病気であれば、ワクチン接種しておく意味はありますよね。でも、本物の病気にかかっても軽くすんでしまって、それで生涯同じ病気にかからないのなら、何も、わざわざ痛い思いをしてワクチンを打って病気にかかっておく必要はないんです。

Q ワクチンを打たずに病気になってしまったらと思うと心配でたまりません

A 今ワクチンがある病気で実際にかかったら死ぬ、という病気はほとんどありません

今、赤ちゃんにはたくさんのワクチンがすすめられています。病院に行けば、市町村からお知らせが来る無料の予防接種以外のものも、予防した方がいいですよ、とすすめられることがあるでしょう。

でも、そもそもそれらのワクチンで予防しようとしているのは何の病気でしょう？その病気のことを知っていますか？

かかってしまったら、赤ちゃんが死んでしまう！　と思っていませんか？

今ワクチンがある病気で、実際にかかったら死んでしまうようなこわい病気は、ほとんどないのですよ。

風しん、水ぼうそう、おたふくかぜ。これらは小さい時にかかればどれも軽くすむ病気です。ヒブや肺炎球菌は、月齢の低いうちに感染し、重症化するとやっかいですが、成長するうちにだれもがかかって免疫をつけていく常在菌です。

昔は、保育園や幼稚園に通い始めたら、子どもたちは次々に病気にかかり、風しんやおたふくかぜになった子がいたら、もらっておいでと遊ばせていたものでした。今はワクチンがあるために、病気のこわさが強調されて「ぜったいに子どもを病気にさせちゃいけない!」とお母さんが追い込まれているように思えます。

はしかは高熱が続くので、昔は重い病気でした。現在の日本では、ワクチンで予防できない0歳児がはしかにかかっていますが、命を落とす赤ちゃんはいません。

赤ちゃんはうつる病気にかかりながら強く育っていくのが本来の姿です。それに、現在の赤ちゃんは栄養状態もよく、お母さんが考えているよりずっと丈夫。病気にかかることをおそれすぎず、ワクチンを打たないという選択をしてもいいのでは? 病気を乗り越え、力強く成長していきますよ。

それに、自分の力で作った強固な抗体は一生ものになるのですから。

Q ワクチンを打てば一生その病気にかからないなら安心ですよね？

A ワクチンを打っても一生続くような効果はありません。

ワクチンを打てば、一生その病気にかからないわけではありません。

病原体を弱毒化して作る、はしかや風しんなどのワクチンは比較的長持ちすると言われています。しかし、それでも一生続くような効果はありません。

はしかや風しんなどの感染症は、かつては「二度なし病」と言われていました。子どものころに一度かかると、強い免疫がついて二度はかかりませんでした。その免疫のしくみを利用して、次々にワクチンが開発されていきました。

ところが、大きな誤算がありました。子どもが全員ワクチン接種するようになり、世の中から病気がなくなると、赤ちゃんのころにワクチンで作られた抗体が、いつのまにか消えてしまうようになったのです。

＊

昔のお母さんは、強力なはしかや風しんの抗体を持っていました。自分自身が本物の病気にかかっていたから、赤ちゃんに強い抗体をわたしてあげることもできました。昔の赤ちゃんは、お母さんの抗体に守られ、２歳くらいになるまでは、はしかにかかることはなかったのです。

子どもたちがはしかにかかるたびに、お母さんの抗体は強化されました。よく、下の子は長男長女とくらべて丈夫と言われていたけれど、子を育てるたびにお母さんの抗体が強くなり、下の子により強い抗体をわたせていたのかもしれませんね。

こんなふうに、子どもたちの間にはしかがはやっていたから、はしかは二度なし病だったのです。本物の病気にかかったあとも、何度も何度も軽く病気にかかって、体の中で抗体を強化していたのです。

現在のはしか感染者の中にはワクチン接種をした人がたくさんいます。病気がなくなった今では、ワクチン接種でつくった抗体は、いつのまにか消え、効果がなくなってしまう、ということなのです。

Q 2回ワクチン接種すればはしかにかかりませんか？

A 2回打ってもかかることはあります　ワクチンの効果は人それぞれです

はしかや風しんの定期接種は、ＭＲワクチンとして、小学校に上がるまでに2回接種することになっていますね。2回も打ったら絶対にかからないような気がするでしょう。けれども、中には、ワクチンを2回打っても抗体ができない人もいるのです。

ワクチン接種すれば、だれもが同じように抗体ができるわけではありません。

ワクチンを打ったけれど、たまたま体の調子が悪くて抗体がうまくできなかった、という場合もあれば、もともとの体質の問題で、何回ワクチンを打っても抗体ができない人もいます。

はしかと風しんのＭＲワクチンの2回の接種は、2度打って抗体を強化する意味もありますが、打っても抗体が作られない人がいるので、もれがないよう、2回接種するようになっているのです。でももちろん、2回打ったから完璧というわけではありません。

はしかのワクチンは、10人に接種すれば、1人は抗体の作られない人がいます。2回目の接種で、また10人に1人は抗体ができない人がいます。2回打っても、100人に1人は抗体の作られない人が出てしまうのです。

保育士になるためにはしかのワクチンを打ったのに、ぜんぜん免疫がつかなかったと嘆いていた知人がいました。2回打ってもだめだったそうです。

つまり、ワクチンによって作られる免疫は一律ではありません、ということ。「2回打ったのに、かかってしまった」もよくあることなのです。

打ってもかかることはある。打たなくてもかからないことも、たくさんある。これがワクチンの常識です。

おそばが大好きな人がいれば、そばアレルギーで、一口食べたら死んでしまうほどの人もいるでしょう？　人間は、1人ひとり免疫のレベルが異なるのです。

ワクチンの効果は、人の体質によってさまざまだということを、ぜひ覚えておいてください。

Q ワクチンを打てば重症化を防げるなら あまり効かなくても打った方がいい？

A 「ワクチンで重症化を防ぐことができる」という証拠はありません

たとえば、インフルエンザワクチンは、「あまり効かないけど、打てばかかっても軽くすむよ」とよく言われますね。でも、これにはぜんぜん証拠がないんです。同じインフルエンザウイルスに感染しても、悪くなる人と悪くならない人がいます。その人が病気にかかった時の体力や、体全体の免疫状態が大きく関わってきます。これはワクチン接種の有無には関係ありません。

2009年に新型インフルエンザが流行し、誰も抗体を持っていない新しいウイルスが流行しました。ワクチンもまに合わず、打っている人がいない中で、ぜんぜん症状も出ず、熱も出さずに、しっかりと新型インフルエンザに感染していた人が一定数いたことが調査でわかっています。軽くすんでいるのは、その人の体力や体全体の免疫力が大きく関わっているのです。

任意接種のおたふくかぜのワクチンも、ワクチンを打ってもかかることの多いものです。これも、「かかっても軽くすむ」と、医療機関ですすめられることが多いと思います。けれども、おたふくかぜは、小さいうちにかかってしまえば、ワクチンを打たなくても、診断もつかないほどごく軽くすんでしまうことが多いのです。

重症化を防ぐためにワクチンを打つ必要はありません。

＊

ワクチンよりも、『養生訓《ようじょうくん》』にあるように、普段から、疲れたりくたびれたりしたら、きちんと休むようにすることです。無理をしないことが一番。

そしてもしも感染症にかかったら、しっかり休みましょう。

子どもにとって大事なのは、心配そうにのぞき込むお母さんの顔と、病気の時にだけ特別に食べられるおいしい何か。ワクチンよりも、そちらの方ではないでしょうか。

そして何より、子どもが病気になったときに、親が休暇をとれる社会であってほしいと思います。

1章のまとめ

- ワクチンは、健康な人の体に、あえて病気の種を入れるものです。
- ワクチンには一生続くような効果はありません。
- 本物の病気にかかれば、強力な抗体を作れます。
- 「ワクチンで防げる」と言われている病気の多くが、ごく軽い病気です。かかってもめったに死なない、自然に治る病気です。

2章

こんなにたくさん！ みんな全部打っているの？

必要なものだけを
選んで打てばいいのです

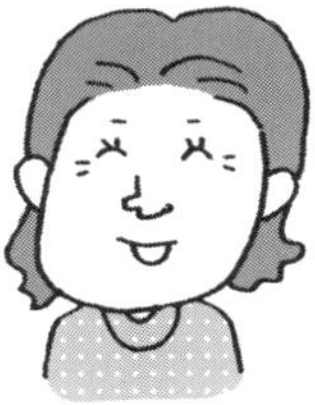

一生懸命受けてるのに…間に合わない!!

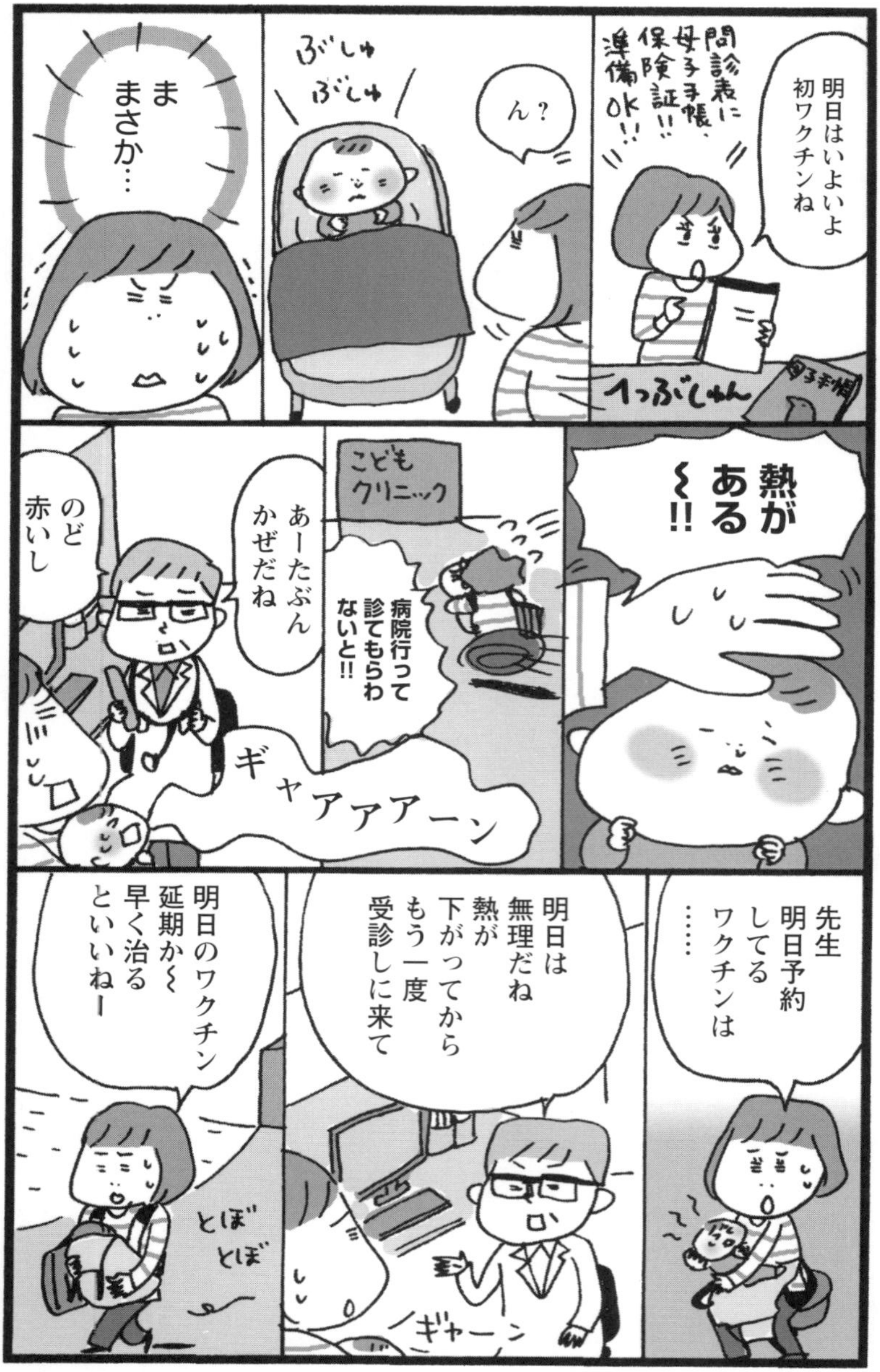

明日はいよいよ初ワクチンね
問診表に母子手帳、保険証!! 準備OK!!
へっぷしゅん
母子手帳
ん？
ぶしゅ ぶしゅ
まさか…
熱がある〜!!
病院行って診てもらわないと!!
こどもクリニック
あーたぶんかぜだね
のど赤いし
ギャアアアーン
先生明日予約してるワクチンは……
明日は無理だね熱が下がってからもう一度受診しに来て
ギャーン
明日のワクチン延期か〜早く治るといいねー
とぼとぼ

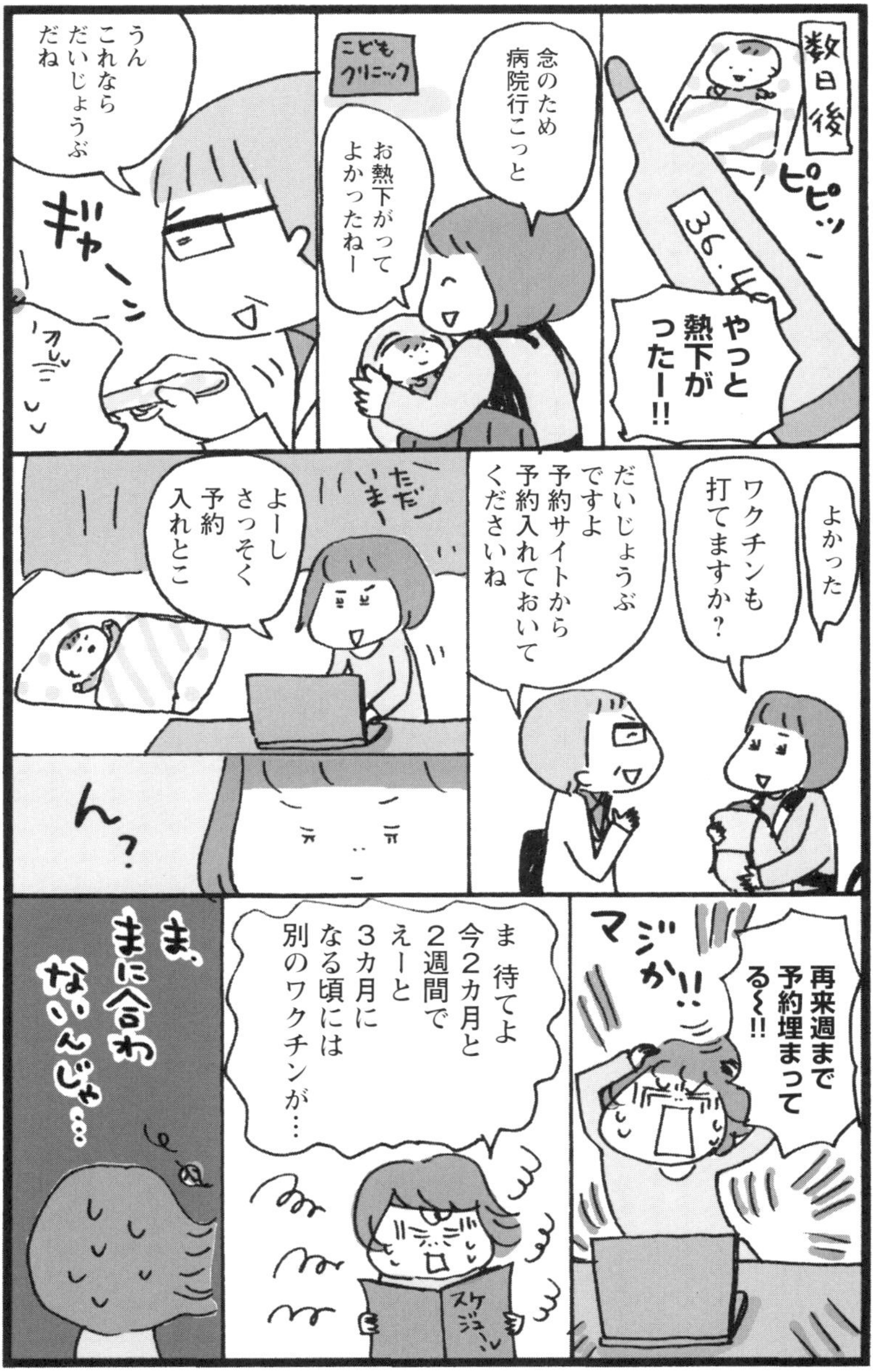
数日後
ピピッ
やっと熱下がったー!!
こどもクリニック
念のため病院行こっと
お熱下がってよかったねー
うん これならだいじょうぶだね
ギャーン
よかった
ワクチンも打てますか？
だいじょうぶですよ 予約サイトから予約入れておいてくださいね
ただいまー
よーし さっそく予約入れとこ
ん？
マジか!!
再来週まで予約埋まってる〜!!
ま 待てよ 今2カ月と2週間で えーと 3カ月になる頃には別のワクチンが…
スケジュール
ま、まに合わないんじゃ…

Q こんなにたくさん！全部打つ必要がありますか？

A 必要なものはほんの少し。最近出てきたものは打たなくてもいいでしょう

2010年以降、0歳児の赤ちゃんにすすめられる定期接種（32ページ参照）が急激に増えました。

BCGに三種混合ワクチンくらいだった乳児の予防接種が、びっくりするくらい増えているのです。次々にとどく予防接種のお知らせに、ため息が出るお母さんも多いことでしょう。

2013年には、ヒブワクチンや肺炎球菌ワクチンが定期接種となり、その後、それまで任意接種のワクチンだった、水ぼうそうの水痘ワクチン、B型肝炎ワクチン、ロタワクチンが定期接種となりました。任意接種のワクチンも医療機関ですすめられ

ることが増えています。

どれもこれも、0歳児に何回も打たなければならないものばかりなのが気になります。

「このワクチンがすべて必要なのですか？」と聞かれたら、「必要なものはわずかです。選んでいいですよ」とお答えします。

あるお母さんに質問されたことがあります。

お母さんにもらった自分の母子手帳を見たら、自分はBCGとはしかのワクチンしか打っていなかった、どうして今はこんなにたくさんの予防接種を受けなければならないの？　赤ちゃんの病気が増えているのですか？　と。

病気が増えたのではありません。ワクチンができたから、予防接種が増えたのです。病気のこわさが強調されて、予防接種がすすめられるようになったのです。

とくに、最近になって出てきたワクチンは、ほとんど必要ないワクチンと考えていいでしょう。

無理をしてすべて受ける必要はありません。これらのワクチンのなかった世代の人たちが、今の大人なのです。

Q 定期接種と任意接種はどこが違うの？ どうして定期接種は期間が決まっているの？

A 定期接種は行政がくれた無料券 子どもに合わせたスケジュールで決めていいのです

定期接種は、国が推奨し、定められた対象者が期間内に受ける場合は無料で受けられる予防接種です。通常、市町村の保健センターから赤ちゃんのいる家庭に、郵送でお知らせが届きます。

ＢＣＧ、Ｂ型肝炎、ヒブ、肺炎球菌、五種混合など、次々にお知らせが来ると思います。

任意接種は、ワクチンとして国が認可をしているけれど、特別推奨はされていないワクチンです。打ちたい場合は自費になりますが、市町村によっては助成金を出しているところもあります。おたふくかぜ、インフルエンザなどがあります。医療機関ですすめられることが多いでしょう。

定期接種はお知らせが届くし、接種していないと早く打つように言われますから、親は義務感を感じてしまうものです。でも、焦らなくてもだいじょうぶ。定期接種の意味は、その間に打つなら、行政の無料券を使えますよ、という意味だと思ってください。何がなんでもその時期に打たなければいけないものではありません。

たとえば、MRワクチンに入っている風しんワクチンは、本来は妊娠を考えている女性が打つべきもので、赤ちゃん時期に打つ必要性はそれほど高くありません。

定期接種として打つ時期が決まっているけれど、計画生産、計画消費ではないとワクチンメーカーも困るので、打つ方の利便性で期間が定められているだけ。何歳でも無料で受けられたら、本当は一番いいのです。

定期接種のお知らせが来ても、焦らずに、じっくり必要性を考えましょう。鼻水が出ているのに、スケジュールがこなせないからと予防接種に出かけていくのは本末転倒ですよ。

ＢＣＧなどのように、接種期間を無事にすごしてしまえば、接種の必要のないワクチンもあります。

Q 定期接種は受けなくてはいけないもの？強制ですか？

A 定期接種は、受ける権利のあるもの 受けなければならないものではありません

定期接種は、市の保健センターから次々とお知らせが届く、期間中は公費で受けられる予防接種です。期間が定められ、予防接種を打たないでいると、お知らせは何度も届くことがあります。

行政の圧力を感じてしまって、親は「絶対に打たなければならない！」と思いがちですが、じつは、定期接種は義務や強制ではありません。

かつて予防接種は国が強制していました。けれども、感染症の危険が激減した現代では、定期接種は「努力義務」となりました。これは「国民の義務」ではありません。副作用のある予防接種を国が強制し、罰則を設けることなどできません。そのため

「努力義務」という言葉を使っているのです。

そもそも予防接種を制度として行うことは、国が負うべき義務であって、親の義務ではありません。定期接種にして義務にしているということは、富める人も貧しい人も等しく高価なワクチンを接種できる権利を国が保障しているという意味で、国民の側に受けなくてはならない義務はありません。

ワクチン接種は、予診票に親のサインが必要です。これは、親が打つことを希望し、同意した場合のみワクチンを打つということ。断じて強制ではありません。

イヤなことを拒否できるのは、基本的人権です。自分の意志に反して、体に針を刺されるような医療行為を受けることがあってはならないのです。勝手に予防接種を打ったら傷害罪ですよ。

予防接種を打っていないと、定期検診で怒られるかもしれませんね。けれども、本来は他人に怒られるような筋合いのものではないのです。

定期接種を受ける、受けないは、それぞれの家庭で判断すべきこと。大切な医療行為の選択権なのです。

Q 接種期間が過ぎてしまいそうです どうしたらいいですか？

A 接種期間が乳児期のみのワクチンは過ぎてしまったら必要ありません

定期接種で定められている期間は、必ずその期間に接種しなければならないものではありません。焦らずのんびりと、赤ちゃんの体調のよい時を選ぶようにしましょう。

一方、乳児期のごく初期までに限られている予防接種は、その期間を過ぎてしまえば必要ないものが多いのです。

ＢＣＧは、定期の期間を過ぎてしまったら、打つ必要はありません。

ようやく首のすわった赤ちゃんを連れてＢＣＧの予防接種に行くのは、お母さんにとってたいへんな負担です。なかなか保健センターの接種予定日に行けずに、定期の期間が過ぎてしまった……ということもあるでしょう。その場合は、もう受ける必要はありません。

ＢＣＧは、乳児が結核に感染して重症化した場合、結核性髄膜炎《ずいまくえん》や粟粒《ぞくりゅう》結核という危険な状態になることを防ぐワクチンで、成長後の肺結核を防ぐための効果は認められていません。２００５年から２０１３年の３月までは６カ月未満までで定期接種が打ち切られていました。月齢６カ月以上になれば、結核性髄膜炎や粟粒結核を起こす赤ちゃんがほとんど出ないので、ワクチンの必要がないからです（副作用が増えたために接種期間が１歳未満に変更されました）。

また、ヒブワクチン（五種混合ワクチンに統合）と肺炎球菌ワクチンも、０歳児のうちに打たなければならないワクチンですが、これも、０歳児に多い細菌性髄膜炎を防ぐためです。

ヒブも肺炎球菌も特別な病原菌ではなく、健康な人も持っている常在菌です。わざわざワクチンを何度も打たなくても、１歳をすぎれば、自然に抗体を作ることができます。２歳を過ぎれば、細菌性髄膜炎で亡くなる危険はほとんどなくなります。このワクチンも、０歳を無事にすごせたら、もう必要ないでしょう。

ロタワクチンは月齢の高い乳児に副作用が多く出ることがわかっています。６カ月以上になったら接種してはいけません。

Q 勧奨が取り消されたことがあるって聞いたけど そのワクチンはだいじょうぶなの？

A 国が「積極的勧奨をしない」ワクチンは 明らかに打つ必要のないワクチンと思いましょう

この予防接種は、厚生労働省（以下厚労省）に勧奨《かんしょう》されていないらしい、そんな噂を聞いて不安になることがあるかもしれません。

勧奨の取り消しは、ほとんどが副作用の報道が続いた場合の、国の対処法です。勧奨が取り消されても、定期接種として無料では受けられるので、どう判断すればよいか、親たちは混乱してしまいます。しばらくたてば勧奨が復活することもありますが、副作用の心配が減るわけではないのです。

そういうワクチンは、必要性が低いワクチンなんだな、と思って、医師にすすめられても避けたほうがいいのです。

2005年、日本脳炎ワクチンは、接種後の副作用が問題になり、一時勧奨を中止されました。約5年間ワクチンを中止しても、日本脳炎患者はまったく増えませんでした。その後、新しい製法のワクチンができあがり、勧奨は再開されていますが、副作用の報告は減っていません。発症者もいないのに予防接種を受ける人は増え、副作用が出続けています。

2011年には、認可されたばかりのヒブワクチンと肺炎球菌ワクチンの接種後に亡くなる赤ちゃんが相次ぎ、一時接種見合わせとなりました。けれど、因果関係ははっきりしないからと、その後1カ月もたたないうちに接種は再開されました。報道されていませんが、今も同時接種後に亡くなる赤ちゃんがいます。

2013年6月、同年の春に定期接種になったばかりの子宮頸がんワクチン（HPVワクチン）は、2カ月足らずで厚労省から「積極的勧奨をしない」という勧告が出されました。じつは、2010年から自治体主導で接種がすすめられ、急激に接種率が上がり、定期接種化される以前から副作用が多発していました。厚労省の勧奨の取り消しにより、接種率が激減し、副作用報告も止まったのです。

厚労省が「積極的勧奨をしない」と勧告を出しても、医療機関で接種をすすめられることがあります。はっきりと断りましょう。

2章のまとめ

- たくさんの乳幼児の予防接種がありますが、必要なものはわずかです。
- 最近になって増えたワクチンは必要ありません。
- 定期接種は、強制ではありません。
- 定期接種でも、国が積極的勧奨をしないワクチンは、必要性が低く、副作用が多いワクチンです。医師にすすめられても受けるべきではありません。

3章
ワクチンは安全ですか？

副作用はゼロにはできません
どんなことが起こるかわからない
それが副作用のこわさです

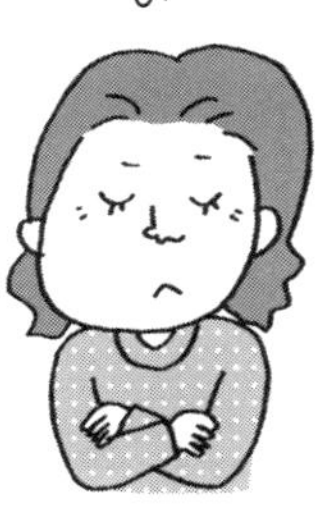

副作用があるなんて知らなかった!

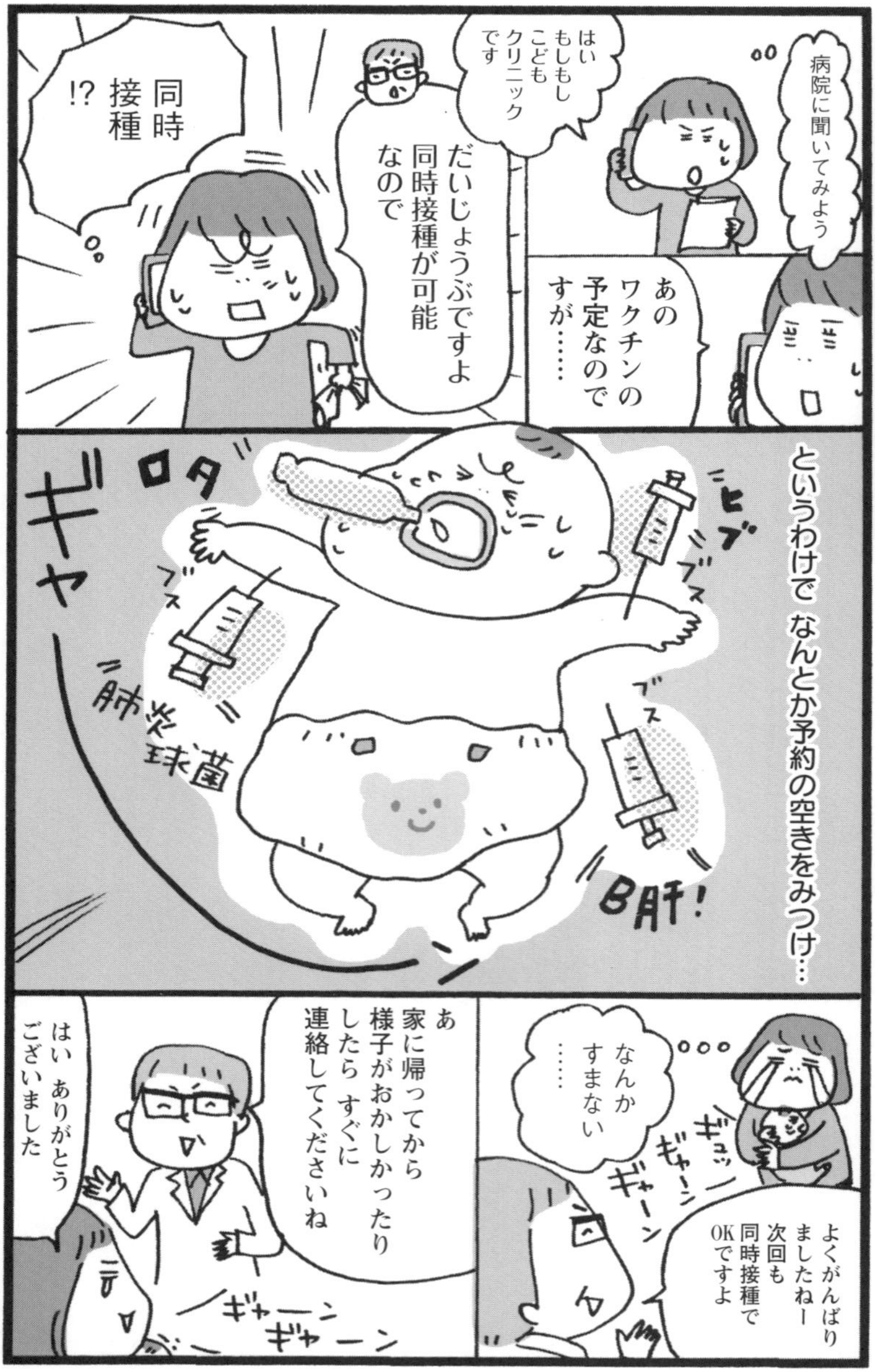

病院に聞いてみよう
あの ワクチンの 予定なのですが……
はい もしもし こども クリニック です
だいじょうぶですよ 同時接種が可能 なので
同時 接種 !?
というわけで なんとか予約の空きをみつけ…
ヒブ
ブス
ロタ
ギャー
ブス
肺炎球菌
ブス
B肝!
なんか すまない ……
ギュッ
ギャーン
ギャーン
よくがんばり ましたねー 次回も 同時接種で OKですよ
あ 家に帰ってから 様子がおかしかったり したら すぐに 連絡してくださいね
はい ありがとう ございました
ギャーン
ギャーン

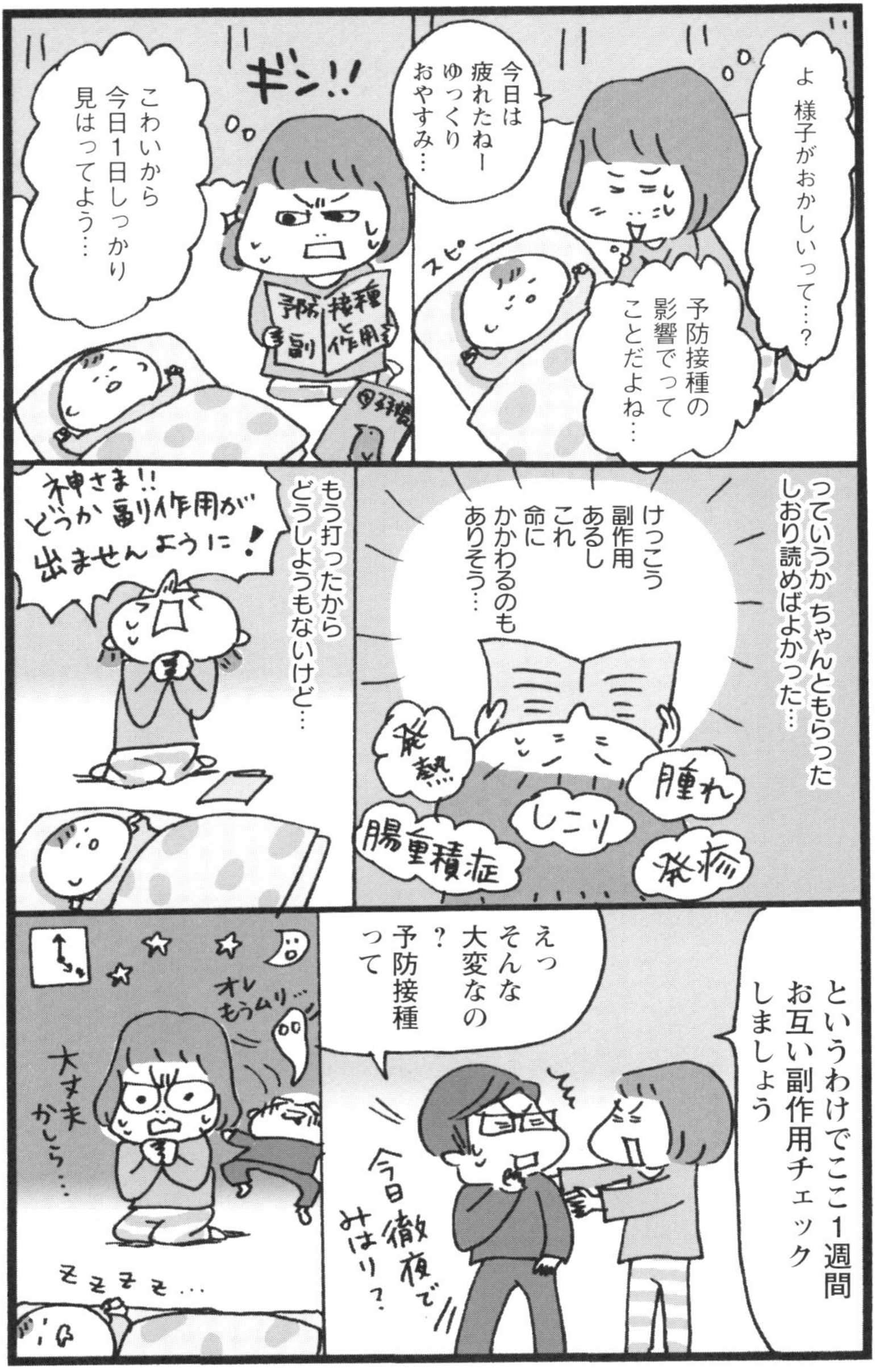
よ 様子がおかしいって…？
予防接種の影響でってことだよね…
スピー
今日は疲れたねー ゆっくりおやすみ…
ギン!!
こわいから今日1日しっかり見はってよう…
予防接種と副作用
っていうか ちゃんともらったしおり読めばよかった…
けっこう副作用あるしこれ命にかかわるのもありそう…
腫れ
発熱
しこり
発疹
腸重積症
もう打ったからどうしようもないけど…
神さま!! どうか副作用が出ませんように!
というわけでここ1週間お互い副作用チェックしましょう
えっ そんな大変なの？ 予防接種って
今日徹夜でみはりっ?
オレもうムリ…
大丈夫かしら…
そそそそ…

Q 今、使われているワクチンは安全で副作用はない、と言われました

A どんなに改良しても副作用は出ます

予防接種の委託を受けている医療機関では、予防接種の前には必ず副作用についての説明をして、同意書の署名を得てから接種することが義務づけられています。同意書があるということは、副作用やミスが起こり得る医療行為だということです。

ワクチンを打っても、多くの人にとっては問題はありません。けれど、多くの人に打てば、10万人に1人は重篤《じゅうとく》な副作用が出てしまうというものでもあるのです。

安全性に万全を期してはいても、体の中に遺伝子のかけらを入れる、というワクチン接種では、ほんとうにごくまれにですが、予測不能のことが起こります。たとえ10万人に1人でも、あなたのお子さんにぶつかるかもしれない、ということなのです。

そのために、医療機関で予防接種を打つ前には、必ず保護者が同意書に署名することが義務づけられています。それは、万が一のことがあるかもしれない、それでも我が子に予防接種を打つことを選択しました、という確認のためなのです。

＊

かつて私は、日本脳炎ワクチンの改良に関わりました。もう半世紀以上も前の話です。ねずみの脳を使って培養したワクチン液は、見た目もどろりとしていて、ねずみの脳物質をとりきれず、副作用多発の原因となっていました。研究室では、ワクチン液をきれいにしようと努力が重ねられていました。

何度も改良され、今では製法も変わりました。それなのに、いまだに日本脳炎ワクチン接種後の副作用の報告があります。

副作用ゼロのものにしよう、もっといいワクチンを、とずっと努力してきたけれど、どう改良しても副作用は残ってしまう。どんなに努力をしても、ゼロにはできないものなのです。

大勢の人に打てば、必ず何人かの人に副作用は出ます。だから、ワクチン接種はどうしても必要なものだけにすべきなのです。

Q ワクチンはなぜ絶対安全ではないのですか？

A 体内にウイルスや細菌の遺伝子のかけらを入れるのです 100%安全とは言い切れません

ワクチンは安全を考えて作られたものですが、100%安全とは言い切れません。ワクチン接種は、体に異物を入れるという行為です。体内にウイルスや細菌などの遺伝子のかけらを入れることは、とってもこわいことなのです。

35億年の昔に海の中でバクテリア様のものが生まれ、それが長い長い時間をかけて進化をとげ、人間になりました。人間の進化の過程というものは、本当に、奇跡の連続のようなものです。

その人類35億年の壮大なる歴史を思うと、ワクチン接種で遺伝子物質のかけらを入れるということなど、ごくごく最近始まったばかりの試みです。たった、ここ数十年ほどの話なのですよ。

遺伝子組み換えのトウモロコシの花粉のせいで、蝶の幼虫が死んでしまったという話があります。遺伝子を人為的にいじるという、生き物の進化の歴史の中ではなかったことが行われた結果、農薬などではなく、できあがったトウモロコシの花粉で生き物が死んでしまうという、おそろしいことが起きています。

そのことを思えば、長い時間をかけてできあがってきた人体に、ワクチン接種で遺伝子物質を入れることで、なんらかの狂いが出てしまう可能性を否定することはできません。

通常、人体にとっての異物は、必ず、口、のど、鼻、皮膚などを通して入ってきます。口やのどなどには、さまざまなバリヤーが張り巡らされています。花粉が入ればくしゃみが出るし、腐った物を食べれば吐き出し、下痢で出すことができます。ところが、ほとんどのワクチン接種では、病原体を注射で強引に体内に入れてしまうので、拒否することができません。

体内に異物を入れるということは、とってもこわいことなのです。決して安易に考えてはなりません。

Q ワクチンの副作用とはどのようなものですか？

A どんなことが起こるかわからないそれが副作用のこわさです

たとえば、おたふくかぜのワクチンは、おたふくかぜのムンプスウイルスを弱毒化した生《なま》ワクチン（52ページ参照）ですが、ワクチン接種後に、ウイルスそのものが毒性を取りもどし、髄膜炎《ずいまくえん》を起こす副作用があることがわかっています。

生ワクチンは、ウイルスを増やし、弱く突然変異を起こしたウイルスを選んで作られます。そのために、接種した人の中で増殖する時、さらに突然変異して毒性が強くなるおそれがあるのです。

また、ワクチンは、免疫系を刺激するものです。複雑なしくみの免疫系をワクチンで刺激する時に、免疫反応が過剰になり、自分の体を攻撃する方にスイッチが入ってしまう可能性があるのです。アレルギーのほか、アデム（ADEM・急性散在性脳脊《きゅうせいさんざいせいのうせき》髄炎《ずいえん》）やギランバレー症候群などのような、深刻な自己免疫疾患が起こることがあります。

けれども、解明されているものだけが副作用ではありません。HPVワクチン（子宮頸《けい》がんワクチン）の接種後には、痛み、記憶障害など、ありとあらゆる健康被害が報告されています。

人それぞれだから、10万人に1人の副作用がどういうふうに出るのかはわかりません。遺伝子は1人ひとり違うし、免疫のしくみも1人ひとり違います。

これほど医学が進んだ現代であっても、他人の皮膚を移植することはできません。免疫システムが拒否反応を起こすためです。同じ遺伝子を持つ一卵性双生児でなければ皮膚移植ができないように、まったく同じ免疫機構を持つ人はいないのです。大半の人がだいじょうぶなワクチンなのに、10万人に1人には重篤な副作用が出てしまうことがあるのはそのためです。

つまり、因果関係に関わらず、接種後に起こった原因不明の有害事象は、すべて副作用なのです。

解明されていないものが副作用です。それが副作用のこわさなのです。

Q ワクチンの副作用の事故ってほんとにあるの? このごろ聞きませんが…

A ニュースにならないだけです 予防接種が増えたぶんだけ、副作用の事故は増えています

報道はされていませんが、実際には、予防接種後の副作用の届け出はされています。厚労省のＨＰの副反応検討部会の資料には、予防接種による副作用ではないかという届け出がリストになっていて、誰でも見ることができます。

この数は少なくはありません。死亡例の報告もあります。検討会ではほとんどがワクチンとの関連なしとされますが、ワクチン接種後の赤ちゃんに、原因不明の乳幼児突然死症候群が起きた例が多数出ている現実には、こわさを感じます。

また、接種回数や接種間隔を間違えたり、同じワクチンを打ってしまったりなどの予防接種時のミスも年々増えています。

予防接種の回数が増えれば増えるだけ、副作用や接種間違いは増えるものなのです。

なぜほとんど報道されないのでしょう?

それは、予防接種は、国がすすめていることだからです。予防接種で被害を受けるニュースは、受ける人たちを不安にさせ、接種率が下がる原因になります。国がすすめていることを妨げるニュースは、報道されにくいのです。

＊

かつて、国がすすめたワクチン政策により、多くの赤ちゃんが犠牲になった予防接種裁判は、国が過ちを認めるまでに、26年の歳月を費やしました。予防接種の副作用を相手に認めさせるまでには、長い長い闘いになるのです。

現在、子宮頸がんワクチン(HPVワクチン)で被害をうけた女性たちが立ち上がり、製薬会社を相手に裁判を起こしています。子宮頸がんワクチンは、世界中ですすめられていますが、日本では被害者が声を上げ、厚労省が勧奨をストップしたため、接種率が落ち、その時期は副作用の報告が止まりました。接種率の落ちていない海外では副作用の報告が続いていたのです。

ニュースにならないだけです。予防接種が増えれば、副作用も増えてしまうのです。

不活化ワクチンなら生ワクチンより安全ですか？

どちらがより安全とは言えません どちらにもリスクはあるのです

はしか、風しん、水ぼうそうなどは生《なま》ワクチンです。

生ワクチンは、ウイルスや菌が死んでいないので、体の中に入ると増殖します。軽く病気にかかったような状態にすることで病原体に対する抗体を作ります。効果は高いワクチンですが、病原体は生きているので、体内のウイルスがどこかで病原性を回復する可能性もはらんでいます。接種後の副作用で発熱することもよくあります。

現在、五種混合ワクチンに含まれているポリオワクチンは、かつては単独の生ワクチンでした。60年代にポリオの大流行を止めた効果の高いワクチンです。

ところが、流行がおさまった後、生ワクチンを接種した子どもにワクチンのウイルスによる麻痺が出たり、排出されたウイルスで他人がポリオに感染したりしたのです。ポリオ患者が何年も出ていないのに、ワクチンで患者が出て、不安が広がりました。そのため不活化《ふかつか》ワクチンに切り替わったのです。

不活化ワクチンになり、ワクチンでポリオに感染する危険はなくなりました。けれども、不活化ワクチンは病原体を完全に殺しているため、有効な抗体を作りにくいのです。

効果を高めるためにアジュバント（54ページ参照）や添加物が加えられることが多く、その副作用で腕が腫れるなどのトラブルが起こりやすくなります。しかも、不活化ワクチンは、一回の接種では抗体がうまく作られないので、何回も接種しなければなりません。

また、どのくらい抗体がとどまり続けるかもわかりません。効果はとうてい生ワクチンには及ばないでしょう。

効果は低いのに何度も接種しなければならないし、添加物も多い。これが不活化ワクチンのデメリットです。

ポリオは日本はもちろん、世界的にも見られなくなっている病気。本当は、不活化ワクチンにして打つ必要もないと思いますが……。

Q 「アジュバント」って何ですか？

A 不活化ワクチンに添加される免疫増強剤です 副作用が心配です

「アジュバント」は、増強、補強をする、という意味です。不活化ワクチンの効果を高めるために加える添加物のことを言います。

不活化ワクチンは、殺した病原体を使って作られます。死んでいる病原体は体の中で増えず、しっかりした抗体がなかなか作られません。

人間の体というものは、異物を排除するという自然なしくみを持っています。不活化ワクチンを接種して、死んだ病原体を少しばかり体内に入れても、十分な抗体を作る前に、死んだ病原体を体の外に追い出してしまうのです。これは、異物はすみやかに排除するという人体のすばらしいしくみです。ところが、それでは抗体を作るというワクチンの目的を達成できません。

そこで、できるだけ長く体内に死んだ病原体をとどめるために、人体にとっての異物である、アルミニウムや油などの不溶性の物質に死んだ病原体をくっつけ、ワクチン液にして体内にとどめさせ、そこに免疫細胞が寄ってくるようにするのです。アルミニウムや油などの不溶性の異物がアジュバントです。これらはしこりとして残り、体はいつまでも排除できません。そうこうしているうちに、ようやく病原体の抗体ができあがるのです。

けれどもこれは、異物は追い出すという人体の自然現象を妨げる行為です。そのために、時として自分自身を攻撃するような、異常な免疫反応が起きるのです。

近年、どんどん新しいアジュバントの開発が進んでいます。２００９年に新型インフルエンザのワクチンを海外から輸入したことをきっかけに、日本でも、子宮頸がんワクチン、B型肝炎ワクチンなど、強力なアジュバントが添加された海外メーカーのワクチンが使われるようになっています。同時に、今まで見られなかったような複雑な副作用が出てきています。アジュバントの影響が疑われます。

まだ体の免疫システムも確立していない赤ちゃんに、アジュバントを含むワクチンを何本も打つことは、大きなリスクをともなうことと言えるでしょう。

Q 混合ワクチンと同時接種は違うものですか?

A 混合ワクチンは種類の違うワクチンを混ぜたもの 同時接種は、同じ日に違うワクチンを何回も接種することです

混合ワクチンは、種類の違うワクチン液を混ぜてひとつの製品にして、一度の接種ですむようにしたものです。

日本では、はしかと風しんの2つの生ワクチンを混ぜたMRワクチン、破傷風、百日せき、ジフテリア、ポリオ・ヒブの5種類の不活化ワクチンを混ぜた五種混合ワクチンなどがあります。

一方、同時接種(58ページ参照)は、違う種類のワクチンを、同じ日に、違う場所に接種することを言います。

一度にいくつものウイルスや菌を体に入れて抗体を作らせて、本当にだいじょうぶ

なのか、私はわかりません。赤ちゃんは日々いろいろな刺激に遭遇しているのだから、何種類もワクチンを打つくらい平気だ、などと言う人もいます。けれど、何種類もの感染症に一度にかかるなんてことは、自然界ではありません。

赤ちゃんは生まれてすぐは、お母さんにもらった抗体で守られています。その抗体がなくなるころから、少しずつ少しずつ、さまざまな菌やウイルスにさらされ、自分で抗体を作っていくのです。

感染して病気になる時もあれば、感染して抗体だけを作る時もあります。子どもはそうやって、一歩一歩、丈夫になっていくのです。決して一度にいくつもの病気にさらされることはありません。

それなのに、ワクチン接種では、生まれてすぐにいきなりたくさんの病気のウイルス、菌にさらされてしまう。そんなに一度に体に入れていいの? と心配になります。

＊

混合ワクチンは最初から混ざっているので仕方がありませんが、自費で単独ワクチンを打つ選択肢もあります。ただし、同時接種はやめましょう。そこまでして打たなければならないようなワクチンはありませんよ。

Q 同時接種は世界中でやっていて問題ないと言われましたが、本当ですか？

A 安全性の裏付けは何もありません 赤ちゃんのための行為とは言えません

同時接種とは、一度に2種類以上のワクチンを、同日に、別の腕や、同じ腕の約2.5センチ以上離れた場所に、2回以上打つことを言います。

赤ちゃんは同時に2つの病気にかかることはまずありません。それなのに、同時接種では、一度にいくつものウイルスや菌にさらされます。赤ちゃんの免疫システムは、自然ではありえない状況下におかれるのです。アジュバントもさまざまな種類のものが重なり、それらの相互作用もどう出るかわかりません。

日本では、1994年に予防接種法を改訂した時、予防接種は間隔をきちんとあけましょう（同時にしないのはあたりまえでした）、接種する側の都合ではなく、赤ちゃんのことを第一に考えた予防接種をしましょうと、ルールを確立させました。

それなのに、予防接種の数が増えすぎてスケジュールをこなせなくなったため、接種間隔日数はあけるが、同時ならよい、赤ちゃんも痛いのが一度ですむから赤ちゃんのためになっている、などと言って、ルールをないがしろにし始めたのです。

以前私が厚労省に確認した時には、「厚労省としては決して同時接種をすすめていません、現場の医師の判断に任せています」という返答でした。現在も厚労省のＨＰには、「医師が特に必要とする場合に行う」と書かれています。それなのに、今では、医師が特に必要とする場合ではなく、あたりまえのように行われています。世界中でやっているから安全ですと言い、何の検証もされていません。

同時接種が行われるようになってから、同時接種後に容体が急変し、突然死として理由がわからず亡くなる赤ちゃんが増えています。ワクチンの関連が疑われますが、何種類ものワクチンを同時に打っているため、何の副作用かわかりにくく、ほとんどがワクチンとの因果関係不明とされたままです。

同時接種は、過密スケジュールをこなすために、安全だという証拠や保証も何もなしにすすめられていること。「一度ですむから赤ちゃんのため」と言われていますが、本当に赤ちゃんのことを考えたら、とてもできることではありません。

3章のまとめ

- 予防接種の副作用の事故は起こっています。ニュースにならないだけです。
- 予防接種の回数が増えれば増えるだけ、副作用や接種間違いは増えます。
- ワクチンの添加物であるアジュバントは、人にとっては体から追い出したい異物です。副作用が心配です。
- 同時接種に安全性の裏付けは何もありません。同時接種は赤ちゃんのための行為ではありません。
- ワクチンに100%はありません。予想外のことが起こる可能性があるのです。どんなことが起こるかわからない。それが副作用のこわさです。

4章

ワクチンは有害でしょう？体に入れることはいっさい拒否すべきでは？

有効なワクチンはあります
全面的に否定するものではありません

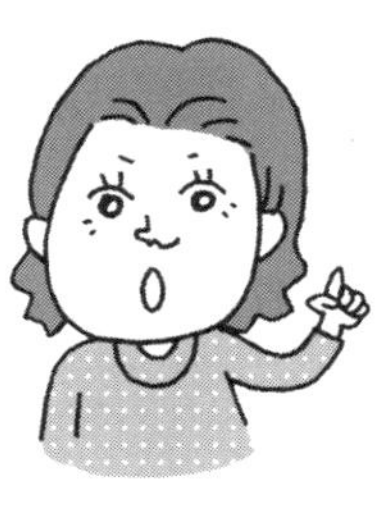

ワクチンより自然が一番？

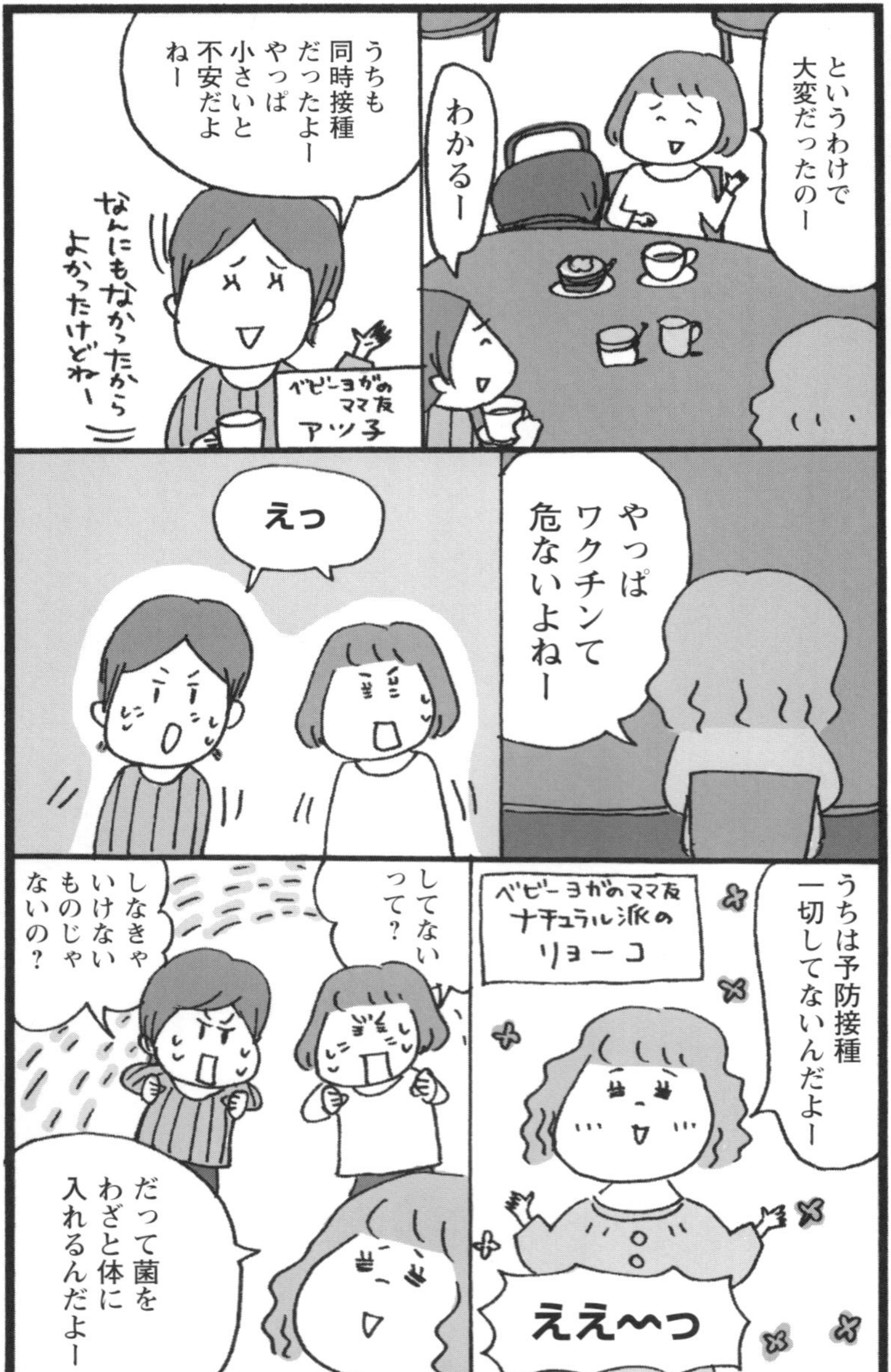

というわけで大変だったのー
わかるー
うちも同時接種だったよー やっぱ小さいと不安だよねー
なんにもなかったからよかったけどねー
ベビーヨガのママ友 アツ子
やっぱワクチンて危ないよねー
えっ
うちは予防接種一切してないんだよー
ベビーヨガのママ友 ナチュラル派の リョーコ
ええ〜っ
してないって？
しなきゃいけないものじゃないの？
だって菌をわざと体に入れるんだよー

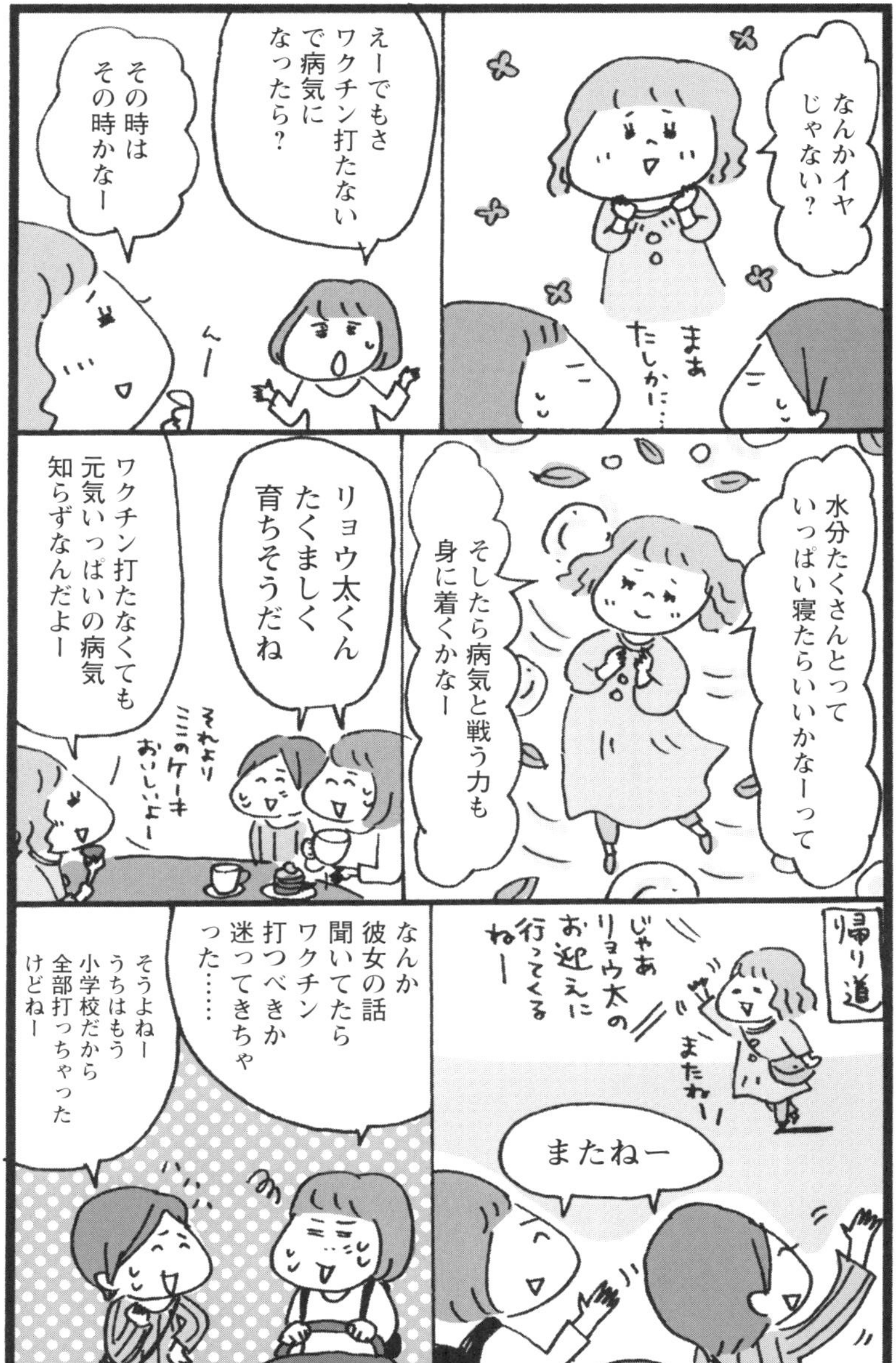

なんかイヤ
じゃない？
ままたしかに…
えーでもさ
ワクチン打たない
で病気に
なったら？
その時は
その時かなー
んー
水分たくさんとって
いっぱい寝たらいいかなーって
そしたら病気と戦う力も
身に着くかなー
リョウ太くん
たくましく
育ちそうだね
それより
ここのケーキ
おいしいよー
ワクチン打たなくても
元気いっぱいの病気
知らずなんだよー
帰り道
じゃあ
リョウ太の
お迎えに
行ってくる
ねー
またねー
またねー
なんか
彼女の話
聞いてたら
ワクチン
打つべきか
迷ってきちゃ
った……
そうよねー
うちはもう
小学校だから
全部打っちゃった
けどねー

Q 自然派育児をしていますワクチンは害ではありませんか?

A 効果のあるワクチンはあります全面的に否定するものではありません

ワクチンは人を害するためにできたものではありません。重篤な病気に対して、それをワクチンで防ぎ、命を守るという、病と人間とのたたかいの成果としてできてきたものです。ですから、全面的に否定するものではありません。

今の日本の状況を考えれば、ワクチンより、自然に病気にかかったほうがいいと考えられるものも多いのですが、その人の健康状態や環境により、そうではない場合もあるのです。また、衛生状態の悪い紛争地や、食料も不足する発展途上国の場合は、ワクチンは子どもたちの命を守る有効な手段となります。

破傷風ワクチンは、日本では乳幼児に打つワクチンですが、発展途上国では妊婦さんに打っています。汚れたはさみでへその緒を切ることにより、生まれてきた赤ちゃんが破傷風にかかることがあるのです。出産にかかわる手術を受けるお母さんも、破傷風の危険にさらされます。そこで、出産するお母さんと、赤ちゃんの両方を守るために、妊娠中のお母さんが破傷風のワクチンを接種します。そして、出産の前に、お母さんがつくった抗体を、お腹にいる赤ちゃんにわたすのです。

また、水ぼうそうは、健康な子どもがかかっても危険のない感染症ですが、白血病など、免疫系の病気の子どもにとっては命にかかわる病気になります。免疫系の疾患をかかえた子どもたちにとっては、水痘ワクチンは必要であり、有効なワクチンと言えるのです。

このような時に、ワクチンはとても効果的で意義のあるものとなるのです。

＊

このごろ、すでに打ってしまったワクチンのことを心配しているお母さんに出会います。必要のないワクチンを打ってしまったと言って、とても後悔していらっしゃるのです。でも、打ったことで何も起こらなければ、「よかった」と思ってください。解毒をしなければ、などと考えすぎないようにね。そんな必要はありません。

Q これは打った方がいいというワクチンってありますか？

A ワクチンの効果を考えて、この病気にはなりたくない、と思うなら、接種してもいいのでは

私自身は何もいらないと思うけれども、その人の環境と、周りの人の考え方も含めて考えて、やっぱりこの病気にはなりたくない、と思うなら、ワクチンを打っていいのではと思います。

感染すると数日高熱が続くはしかは、お母さんに看護する覚悟がなければワクチンを打たずにいるという選択はできないでしょう。はしかは、死なない病気になったとはいえ、たしかに重い病気です。かかってしまったらどうしよう、と心配なら、元気な時に打っておけばいいでしょう。

また、破傷風は、効果のあるワクチンだし、致死率も高く、万が一、自然感染して

も自分では抗体を作れませんから、打つ意味があるワクチンです。

風しんは、流行がなくなって子どものうちに自然感染する機会がなくなってしまった今では、心配な女性は妊娠する前に打っておきましょう、とおすすめします。

＊

どのワクチンを打つか、打たないかについては、ワクチンに慎重な小児科の先生によってもだいぶ考え方が違います。

ある医師は、自分のお子さんには全く打っていない、必要ない、と言います。

一方で、懇意にしているワクチン慎重派の医師は、お孫さんにMRワクチンと四種混合ワクチン（当時）は打っている、と言っていました。四種混合ワクチンに入っているジフテリアとポリオは、必要性は高くありません。けれど破傷風が入っているし、百日せきは、たしかに月齢の低い乳児がかかるとたいへんだし、近年大人がかかって人にうつしているので、ワクチンで予防したほうがいいというお考えなのだと思います。

病気が心配だから本人が打ちたいと思うなら、そして、効果があるワクチンなら、もちろん打つ意味はあるのです。

Q 絶対に打たない方がいいというワクチンはありますか？

A インフルエンザ、子宮頸がんワクチンなどまったく打つ意味のないワクチンもあります

「化学物質を体に入れることは害」「ワクチンなんて全部いらない」などとはもちろん思っていません。私自身、ワクチンに関わる仕事をしてきたのだし、ワクチンを作る人が害のあるものを作ろうと思っているわけではないことを十分知っています。

だから、すべてを否定するわけではないけれど、これだけは絶対に打たない方がいい、なんのメリットもない、とはっきり言い切れるワクチンは、いくつかあります。

＊

まず、インフルエンザワクチンは、いらないと思います。効果はありません。インフルエンザはあたたかくして寝ていれば自然に治る病気で、ワクチンで防ぐべき病気

ではありません。

子宮頸がんワクチンもいりません。子宮頸がんワクチンはヒトパピローマウイルスの感染予防のワクチンですが、子宮頸がんを予防するかどうかは明らかではありません。まだその結果は出ていません。しかも、世界中で重篤な副作用が報告されています。

高齢者向けのワクチンになりますが、肺炎予防のために65歳の人にすすめられている成人用の肺炎球菌ワクチン、これもまったく必要ありません。高齢者が亡くなる肺炎のほとんどは、唾液などと一緒に口腔内の細菌が肺に吸い込まれることで起こる誤《ご》嚥性《えんせい》肺炎です。肺炎球菌だけではなく、口の中にすむ膨大な数の常在菌が原因なので、ワクチンでわずかな型の肺炎球菌を防いでも効果はありません。

日本脳炎ワクチンは、作られた当初は流行することが多く、流行時にワクチン接種することは、意味がありました。ただ、副作用が多く、何度改良を重ねても、副作用を減らすことができなかったワクチンなのです。一方、もう、現在では日本脳炎で亡くなる人はほとんどいません。発症する人でさえ年内数人、いるかいないかです。それなのに、接種後の副作用が出る人があとを絶ちません。日本脳炎ワクチンは、今では必要のないワクチンです。

4章のまとめ

- ワクチンは病と人間とのたたかいの成果としてできてきたもの。全面的に否定するものではありません。
- その人の健康状態や環境により、必要なワクチンはあります。
- 効果がないワクチン、もう病気になる人がいないワクチンは、副作用のデメリットばかり大きくなります。打つ必要はありません。
- 効果があるワクチンで、病気が心配で本人が予防したいと思うなら、ワクチンを打つ意味はあります。

5章

ワクチンを打たない人は社会の迷惑ですか!?

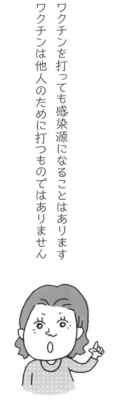

ワクチンを打っても感染源になることはあります
ワクチンは他人のために打つものではありません

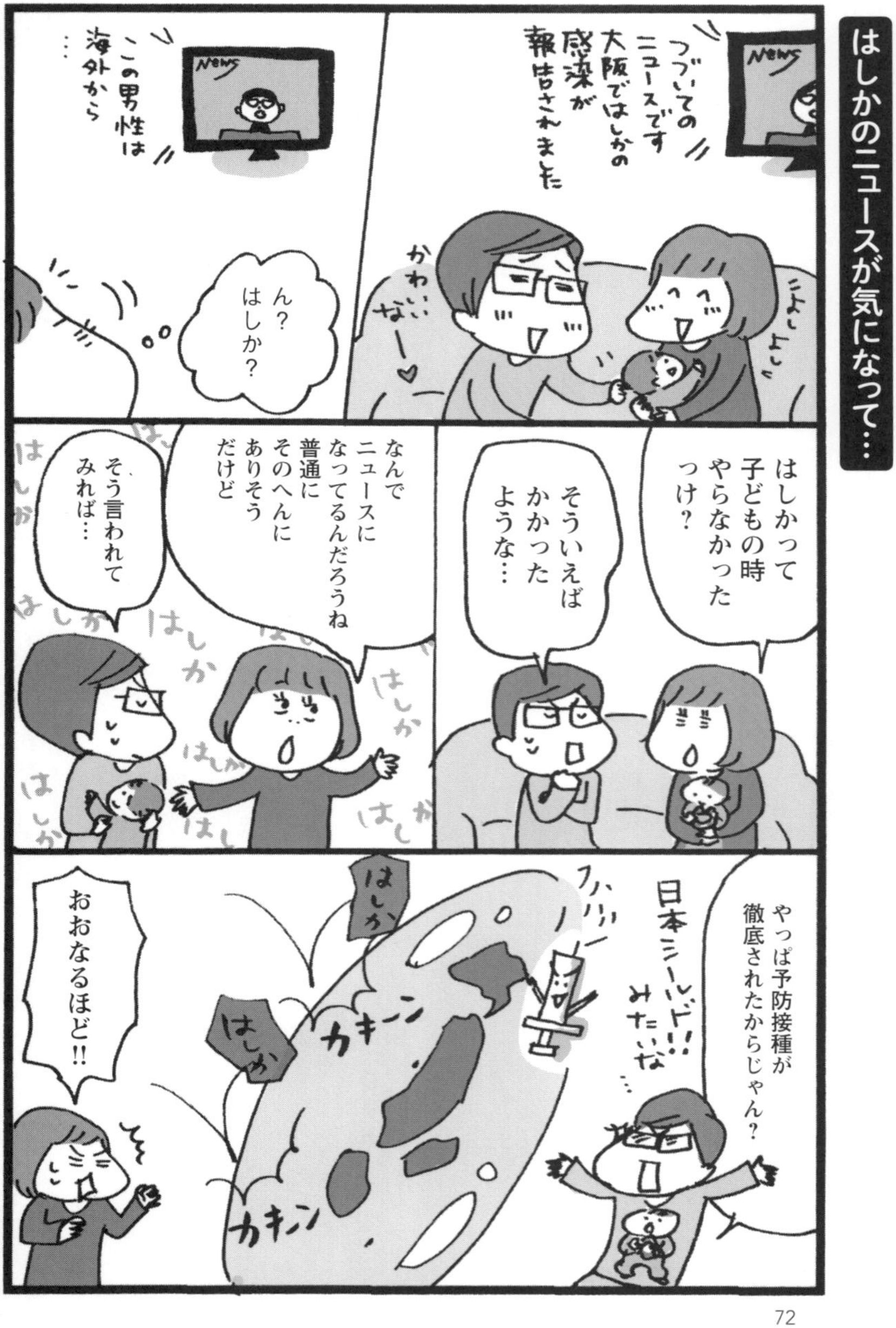
はしかのニュースが気になって…
つづいてのニュースです
大阪ではしかの感染が報告されました
よしよし
かわいいなー
この男性は海外から…
ん？はしか？
はしかって子どもの時やらなかったっけ？
そういえばかかったような…
なんでニュースになってるんだろうね
普通にそのへんにありそうだけど
そう言われてみれば…
はしか
やっぱ予防接種が徹底されたからじゃん？
日本シールド!!みたいな…
ファハ
カキーン
はしか
カキーン
はしか
おおなるほど!!

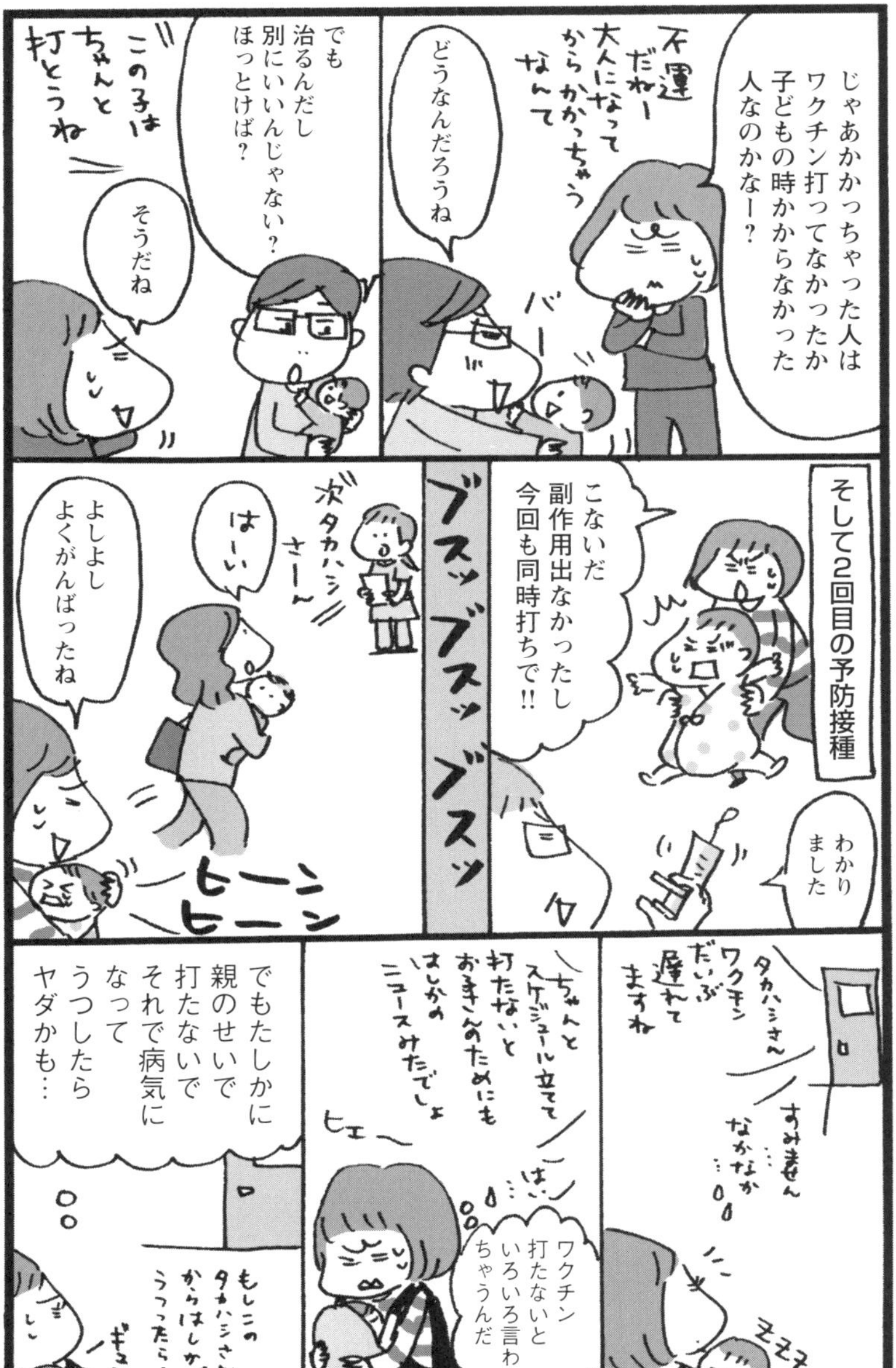
じゃあかかっちゃった人はワクチン打ってなかったか子どもの時かからなかった人なのかなー？
不運だねー大人になってからかかっちゃうなんて
どうなんだろうね
バー
でも治るんだし別にいいんじゃない？ほっとけば？
この子はちゃんと打とうね
そうだね
そして2回目の予防接種
こないだ副作用出なかったし今回も同時打ちで!!
わかりました
ブスッブスッブスッ
次タカハシさーん
はーい
よしよしよくがんばったね
ヒーンヒーン
タカハシさんワクチンだいぶ遅れてますね
すみません…なかなか…
ちゃんとスケジュール立てて打たないとお子さんのためにもはしかのニュースみたでしょ
はい…
ヒェ〜
ワクチン打たないといろいろ言われちゃうんだ
でもたしかに親のせいで打たないでそれで病気になってうつしたらヤダかも…
もしこのタカハシさんからはしかがうつったら…
ギュッ
ゾゾゾ

Q「ワクチンを打たないなんて周りに迷惑」と言われて動揺しています

A ワクチンを打ったら病気の感染源にならないわけではありません

迷惑している人は、いったい誰でしょう？

ワクチンを打った人はそれで病気から守られるはずなので、ワクチンが効くと思って打った人であれば、打たない人を責める理由はないはずでしょう？

＊

ウイルスや細菌は、どこから来たのかわかりません。

ウイルスや菌は、もともと、人の体に潜んでいるものです。だから感染症にかかった、ということは、誰かからうつった、ということは確かなのです。でも、これだけ往来の多い社会の中で、誰からうつったかをいちいち特定してその原因を追求し、あの子からうつったと非難することができますか？　もし、そんなことをしたら、いわれなき中傷として、そちらのほうが非難されるべきでしょう。

原因は何？　誰のせい？　何でうつった？　そんなふうに人は考えがちです。でも、感染した人すべてが症状を出しているわけではないので、誰からうつったかなど、わかりません。実際インフルエンザなどは、知らない間にかかって、知らないうちに治っている人が感染源になっていることが多いのです。

年間百万人がかかっていたはしかは、現在ではすべての患者が報告され、年間数えるほどの患者数となりました。そして、たった1人の人が空港から持ち込んだはしかのウイルスが、100人以上の人にうつったということまで、調べがつくようになりました。けれどもその結果わかったことは、2度ワクチンを打った人も感染して、さらに感染を広げているという事実だったのです。

ワクチンを打ったら感染源にならないわけではありません。ワクチンを打ってもかかるし、人にうつしてしまうのです。また、生ワクチンを打ったことで軽く発症し、感染源になる可能性も大きいのです。

ワクチンは、感染源にならないため、人に迷惑をかけないために打つものではありません。打つ人自身が病気を防ぐために打つものなのです。

Q 予防接種を受けずにいたら「ネグレクトでは」と疑われてショックです

A 予防接種を強制するかのような言い方をする方が法律を理解していないのです

定期接種のお知らせが来ても予防接種に行かずにいたところ、何度も何度も同じお知らせが来て、しまいには保健センターの職員さんがやってきて、「ネグレクト（育児放棄）では？」と疑われて大変だった、そんな話を聞くことがあります。

彼らは仕事でやっていることです。予防接種は国がすすめていることで、国の政策のもと、自治体として予防接種に来ない人には、何度も何度もお便りを出し、連絡をするように言われているからやっているのです。

私が保健所の所長をやっている時には、「必要ないワクチンを強引にすすめたら、すすめた人は加害者ですよ」と所員に釘を刺していました。予防接種を強制するかのような言い方をする方が、法律を理解していないのです。

予防接種を打たない子どもは入園拒否する、という方針を出した市町村や認可こども園が問題になったことがありますが、その時、厚労省は、ワクチンは義務ではないこと、ワクチン拒否を理由に入園拒否はできないことを明言しています。

予防接種を受けないことは悪いことでもなんでもありません。むしろ、子どもの健康を思うからこそ、予防接種を選択しなかったのです。

赤ちゃんは、自分では「注射なんて痛いからイヤだ」とは言いません。でも、よろこんで注射を打たれる赤ちゃんなんて、いないですよ。何も考えないまま、言われるままにワクチンを打つことの方が、むしろ私には虐待に思えます。

なぜ、自分は親としてワクチンを選択しなかったのか理由を伝えましょう。忘れていたとか、めんどうだから放置しているのではなく、考えがあっての上での決断ということがわかれば、納得してくれます。

自分の考えをきちんと伝えたら、あとはもう気にせず、定期接種のお知らせに煩わされることなく、ゆったりと子育てしていきましょう。

子どもとお母さんがにこにこ笑顔で、楽しく育児をしているのがわかれば、誰もネグレクトなどとは思いません。

Q 母子手帳に記録が残ります　これで責任追及されたりしませんか？

A 母子健康手帳には、何の強制力もありません

自分で考えて、必要なワクチンだけを選んでいる親にとって、小児科で母子手帳を確認されるのはいやなものです。「ぜんぜんすませていませんね」と言われて、お説教をされてしまうお母さんもいるようです。

母子手帳は、お母さんが予防接種をちゃんと打っているかどうかを点検するためのものではありません。母体と赤ちゃんを守るため、妊産婦として検診を受けた時のため、予防接種をしても大丈夫な赤ちゃんなのか、その予診のためと、間違った予防接種をしないようにするためのものです。

妊娠中の胎児の記録は、出産時の母子安全のためにたいへん役立ちますが、その後

の赤ちゃんの成長の記録や予防接種の記録は、お母さんの忘備録としての役割です。

厚労省の予防接種実施要領には、予防接種についての周知をする際に、「母子健康手帳の持参は必ずしも求めるものではないが、接種を受けた記録を本人が確認できるような措置を講じること」とあります。義務ではありませんが、医師は、母子手帳に記入をしなければならないので、検診や予防接種を打つ時には、そのルールに従う必要はあるでしょう。

でも、それ以外の場面で、医療機関でチェックされたり、保育園で提出を義務づけられたりするようなきまりはどこにもありません。お母さんと赤ちゃんの個人情報が書いてあるものなのですから、第三者に見せる必要はないのです。

以前は、学校に持参して、保健体育や家庭科の授業で使うこともあったようですが、現在は個人情報保護法に触れるので行われません。また、大人になって、仕事に従事するような時にワクチン接種する場合は、通常きちんと抗体検査をするので、本人の赤ちゃんの時の母子手帳を提出する必要はありません。

母子手帳は、あくまで妊産婦と赤ちゃんを守るためのもの。それ以外の人が利用する目的はありません。

Q 一方的にワクチンをすすめる医師に困っています

A きちんと話をすれば医師は親の気持ちを尊重してくれます

このごろ、予防接種が増えたせいなのか、予防接種を強引にすすめる医師がいて困惑している、という話をよく聞きます。

「全部一度に受けるとラクですよ」と説得され、結局何本も同時接種で打ってしまったとか、「ワクチンを打たない人は診察をしません」と言うような、とんでもない医師もいるようです。正当な理由がない診察拒否は、医師法違反です。倫理的にも許される行為ではないでしょう。

予防接種に一生懸命になりすぎてしまうお医者さんが多いのは、仕方のない部分もあります。医学部ではワクチンのよい部分しか学ばないし、感染症で亡くなる子どもを診たことのある医師は、ワクチンで防がなければという使命感でいっぱいになってしまいます。ワクチンが小児科のお医者さんの大事な収入になってしまっているという困った実情もあります。どうしてもワクチンについては、打つ方に熱心な小児科医が多いのです。

けれど、少なくとも、こちらの話を聞こうとしてくれない医師は、「我が家のお医者さんではない」と思いましょう。トラブルにならないよう、接種したくない場合は、理由をうまく作って断ってもいいでしょう。

でも、ほとんどの医師はきちんと話をすれば、こちらの気持ちを尊重してくれます。それがあたりまえなのです。テレビやインターネットにはワクチンに積極的な医師ばかりが目立ちますが、ワクチンに対して慎重な医師はたくさんいます。

たくさんあるけれど同時接種はしないよ、どれが一番心配？　心配な病気のワクチンからひとつずつ打ちますよ、と相談にのって、できなかったものはやらないことにしている、という知り合いの医師がいます。そんなお医者さんだとありがたいですね。

赤ちゃんのことを一番に考えているのは、お母さん、お父さん。自信をもって医師に話をしていきましょう。

Q アメリカではみんなワクチンを打っている日本は遅れていると言われました

A 日本よりも乳児死亡率の高い国をお手本にする必要はありません

一時期、日本は予防接種裁判のおかげで予防接種事業が世界から遅れてしまった、日本もアメリカ並みにならなければいけない、と盛んに言われました。ワクチンに慎重な態度を見せると、今でもこのように言われることがあると思います。

けれども、アメリカの医療が進んでいるわけではありません。

インターネットでは、欧米各国でワクチンを強制的に打たせているかのようなニュースが流れてくることがありますが、アメリカは州によって法律は違いますし、現状がどうなっているかは疑問です。

アメリカは多民族国家で、宗教もさまざま。近年ではワクチンに抵抗する運動もさかんで、ワクチンを拒否している人たちがたくさんいます。主治医のもとでワクチンを逃れている富裕層も多く、全国民が一律に接種しているわけではありません。

そもそも、アメリカでワクチンがどんどん定期接種になるのは、医療が進んでいるからではありません。国民全員が平等に満足な医療を受けられない社会だからです。

アメリカでは保険に入っていない人がたくさんいます。国民皆保険の日本と違い、お金がない人は病院に行くことができない社会なのです。救急医療も日本ほど整っていません。病院で手当てを受け、高価な薬を処方してもらうことができない人たちに対し、ワクチンだけは無料で受けることができるように、国としてワクチン制度を作っているのです。

WHO（世界保健機関）統計による、2015年の世界各国の新生児死亡率は、日本は1000人に1人。アメリカは1000人に4人です。乳児死亡率は、日本は1000人に2人、アメリカは6人。日本はいずれも世界最低です。「予防接種事業が遅れていた」とよく言われる1990年代からずっと、日本の乳児死亡率は世界最低なのです。

日本の医療、新生児、乳児のケアは世界一進んでいるのです。日本よりも新生児、乳児死亡率の高い国をお手本にする必要はありません。

5章のまとめ

- ワクチンは、感染源にならないために打つものではありません。打つ人自身が病気を防ぐために打つものです。
- 母子手帳は、お母さんと赤ちゃんの個人情報が書いてあるもの。第三者が利用する目的はありません。
- 予防接種を受けないことは、きちんと考えがある上でのことと伝えましょう。赤ちゃんのことを一番に考えているのはお母さん、お父さんです。

6章 病気とワクチン被害から子どもを守るために知っておきたいこと

将来こわい病気になるかもしれない
ということよりも、
今のお子さんの健康に目を向けて

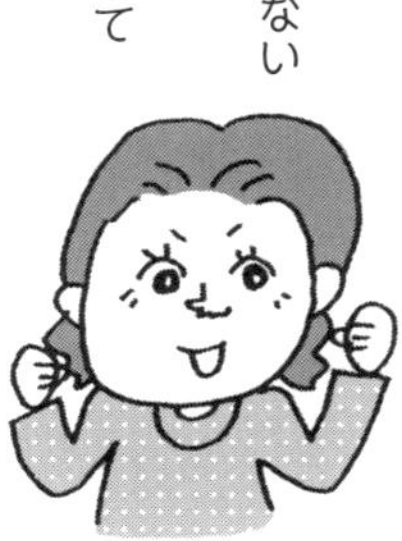

親はいったいどうしたらいいの!?

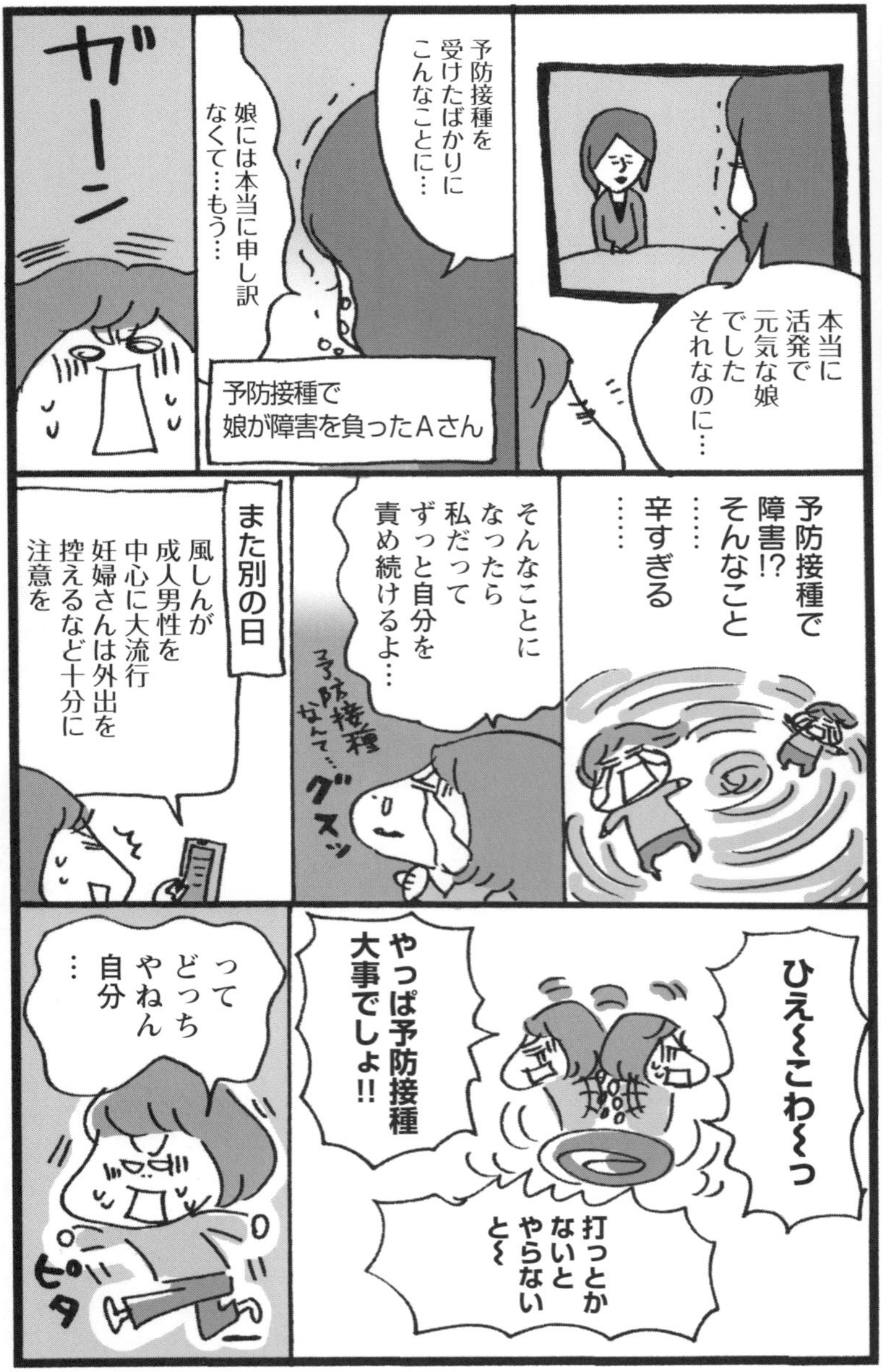
本当に活発で元気な娘でしたそれなのに…
予防接種を受けたばかりにこんなことに…
娘には本当に申し訳なくて…もう…
予防接種で娘が障害を負ったAさん
ガーン
予防接種で障害!? そんなこと…… 辛すぎる……
そんなことになったら私だってずっと自分を責め続けるよ…
予防接種なんて…
グスッ
また別の日
風しんが成人男性を中心に大流行 妊婦さんは外出を控えるなど十分に注意を
ひえ〜こわ〜っ
やっぱ予防接種大事でしょ!!
打っとかないとやらないと〜
ってどっちやねん自分…
ピタ

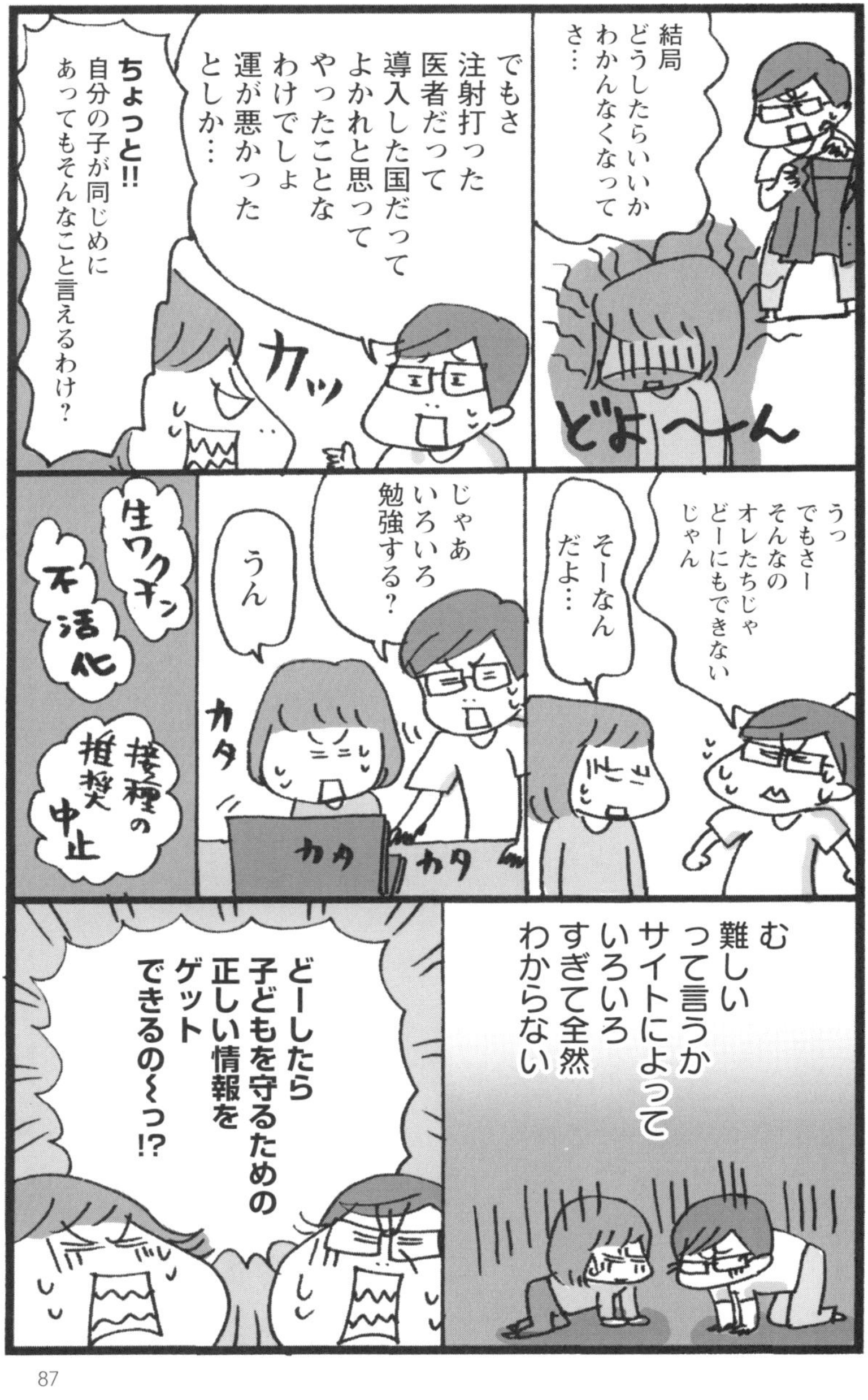
結局
どうしたらいいか
わかんなくなって
さ…
どよ〜〜ん
でもさ
注射打った
医者だって
導入した国だって
よかれと思って
やったことな
わけでしょ
運が悪かった
としか…
カッ
ちょっと!!
自分の子が同じめに
あってもそんなこと言えるわけ？
うっ
でもさー
そんなの
オレたちじゃ
どーにもできない
じゃん
そーなん
だよ…
じゃあ
いろいろ
勉強する？
うん
カタ
カタ
カタ
生ワクチン
不活化
接種の
推奨
中止
む
難しい
って言うか
サイトによって
いろいろ
すぎて全然
わからない
どーしたら
子どもを守るための
正しい情報を
ゲット
できるの〜っ!?

Q 予防接種を受けずに赤ちゃんを感染症から守る方法はありますか?

A 人混みへの外出はできるだけ控えて少しずつ抗体を作っていきましょう

赤ちゃんを病気から守る方法は、ワクチンだけではありません。

生まれたばかりの赤ちゃんは、お母さんからもらった抗体で守られています。そのため、生後3カ月くらいまではめったに高熱が出ることはありません。突発性発疹などにかかり初めて発熱して、少しずつ自分で病原体に対して抗体を作りながら、強くなっていきます。

抵抗力がついてくる1歳くらいになるまでに一番気をつけてほしいのは、赤ちゃんとのお出かけです。

最近、都会の人混みでも、首のすわっていない赤ちゃんを見かけることがあります。

ご近所に赤ちゃんを預ける人もなく、赤ちゃんをおいたままちょっと出かけることができない世の中だからでしょう。

でも、免疫機構のできていない赤ちゃんを、いきなり雑踏の中に連れ出すのはとっても危険なんですよ。人々の行きかう街中は、ウイルスや菌がうようよしています。冬場はとくに、0歳児の赤ちゃんとのお出かけは慎重にしましょう。

不要の通院はやめましょう。冬場の病院で、インフルエンザのウイルスをもらってしまうことはよくあります。

日常のちょっとしたお買い物は仕方がないけれど、レジャーはできるだけ人の密集していない場所にしたいものです。どうしても人混みの中に出かけなければならない事情がある時には、ベビーカーにレインカバーをかけると、多少はましかもしれません。

かといって、家にじっとしていたら、赤ちゃんは強い子になりません。おすわりができるようになったら、児童館などの子育て広場へ。1歳過ぎて、あんよができるようになったら、近くの公園へ行くのはどうでしょう。お友だちができて、病気をもらって、少しずつ強くなっていきますよ。

Q 赤ちゃんの急な発熱どうしたらいい!?

A 発熱は体の自然な反応 解熱剤はできる限り使わないで

お母さんにとって、赤ちゃんの発熱ほど心配なことはありません。

でも、まずは落ち着いて。

発熱は、自分の体を守るための体の反応です。

熱中症のように、外からの熱で体温が上昇するととても危険ですが、自分自身の発熱で、自分に決定的なダメージを与えることはまずありません。

ウイルスがいちばん増えやすい体温は37度、ウイルスが活動できなくなるのが39度の時なのです。高熱が出ているとき、人の体の中では必死にウイルスをやっつけている最中なのです。

この時に解熱剤を使うととても危険です。熱を上げようとする体の自然な反応にさからうことになり、脳症などを起こす危険があります。解熱剤はできるだけ使わないようにしましょう。どうしても心配な時は、医師の処方のもと、アセトアミノフェン系の解熱剤を使用します。自己診断で市販のかぜ薬を飲ませてはいけません。

また、タミフルなどの抗ウイルス薬も必要ありません。効果は低く、副作用が多いのも心配です。

脱水症状を起こさないよう、水分を少量ずつあげるようにします。水分を取らなくなったり、発熱だけではなく嘔吐をともなったり、ひどく不機嫌でおっぱいも飲まないようなときには診察を受けましょう。

また、乳幼児は、体温の上昇についていけず、けいれんを起こすことがあります。白目をむいて、手足をけいれんさせる様子を見ると、親も動転してしまいます。でも、2、3分程度でおさまり、そのあとはすやすや眠るという様子なら、一般的な熱性けいれんで心配ありません。様子が落ち着いたら念のため病院へ行きましょう。

けいれんが15分以上も続いたり、けいれんの動きが左右で違う場合は、至急病院へ行って診察を受けましょう。

Q 予防接種に行く前に気をつけることとは？

A 具合が悪い時には決して無理をしないこと

予防接種は、あらかじめ医療機関に予約をしていくことが多いと思います。その日は、朝から子どもの機嫌をよく見ておきましょう。もし、具合が悪かったら、予約をしてあっても、絶対に無理しないことです。

熱っぽかったり、下痢をしていたりしたら、受けるのをやめます。37・5度以上の発熱があると接種できません。すでに何かのウイルスや細菌に感染して発熱しているのかもしれないからです。

また、兄弟姉妹がおたふくかぜや水ぼうそうなどの感染症にかかっていた場合も受けられません。すでに感染している可能性があるからです。

兄弟姉妹がかかっていないように見える場合でも、通っている学校ではやっているという情報があったら、注意しましょう。症状が出ていなくても、感染していて、赤ちゃんにうつしている可能性もあります。

以上のことは、予防接種を受ける際に持参する予診票に記入欄があります（定期接種の場合は、お知らせといっしょに送付されます）。

書きながらていねいに子どもの体調を確認し、少しでも不安を感じたら、接種を見合わせたほうがいいでしょう。

今日しか時間がない、予約を取り消すのがめんどう、などと大人の都合で考えてはいけません。くれぐれも子どもの体調優先にすべきです。

予防接種をせずにこわい病気になるかもしれないということよりも、今、熱が出ていること、今、下痢をしていることのほうが心配なのです！

予防接種は、病気のウイルスや菌を弱くしたりしたものを、無理やり体に入れること。小さな体にはかなりの負担がかかるのです。具合の悪い時にそんな負担をかけさせてはいけません。

Q 万が一、予防接種の後で子どもの具合が悪くなったら…

A 接種後1カ月くらいは健康状態に気をつけて

予防接種後、健康状態に普段と違うことが起こったら、注意しましょう。発熱や接種部位の腫れなど、何か接種前と違う様子があったら、体調をくわしくメモしておきます。万が一の時に、詳細な記録が役に立ちます。

何日も発熱や腫れが長引くなどの場合は、接種した医師の診察を受けましょう。対応に不安を感じた場合は、別の医療機関に行きましょう。

ワクチンの副作用は、ワクチンを打ってすぐに出るとは限りません。目安としては、不活化ワクチンの場合接種後1週間、生ワクチンの場合は接種後1カ月くらいは様子を見る必要があります。副作用が出るまでにもっと時間がかかる場合もあります。

万が一、副作用が出てしまったと思われる場合は、すぐに接種した病院に知らせます。ワクチンを受けた人がワクチンの副作用と疑われる症状を出していることを知った場合、医師は厚労省に報告することが義務づけられています。医師が取り合ってくれない場合には、定期接種であれば、各自治体の市町村役所の予防接種担当課に報告して、救済を受けるためにはどうしたらよいか相談しましょう。

任意接種の場合は、独立行政法人 医薬品医療機器総合機構（ＰＭＤＡ）が報告収集や救済の窓口になっています（フリーダイヤル０１２０－１４９－９３１）。

審査の結果、ワクチンとの因果関係が認められれば給付金の支給を受けることができますが、この「認定」は一筋縄ではいきません。とくに、近年は同時接種のため、何のワクチンの影響かわかりにくくなり、認定されにくくなっています。一度不支給になっても、都道府県知事に審査請求をしたり、協力してくれる医師を見つけて再度申し立てをしたりすることができます。けれど、道のりは本当に険しいのです。

「お金はいらない、子どもを治してほしい」という切実な親御さんの願いとは裏腹に、ワクチンの副作用は治療法もほとんど確立していません。

子どもの命の危険のある感染症がほとんどない今、予防接種はどんなに慎重に考えても、慎重すぎるということはないと思います。

6章のまとめ

- 赤ちゃんが自分の免疫機構を作り上げるまでの間は、人混みへの外出はなるべく避けましょう。
- 発熱は体の自然な反応。薬で急激に下げるのは危険です。解熱剤はできる限り使わないで。
- 赤ちゃんの具合が悪い時には、絶対に予防接種を打ってはいけません。
- 予防接種の後は、1カ月くらいは特に健康状態の変化に気をつけましょう。

7章

どんな予防接種がありますか？

何の病気を防ぐワクチンなのかを知って
必要なワクチンを選びましょう

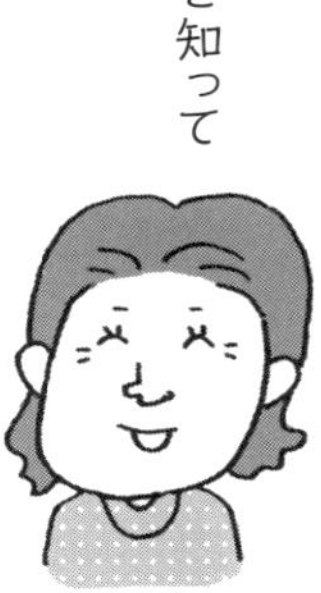

どれもこれも知らない病気ばかり

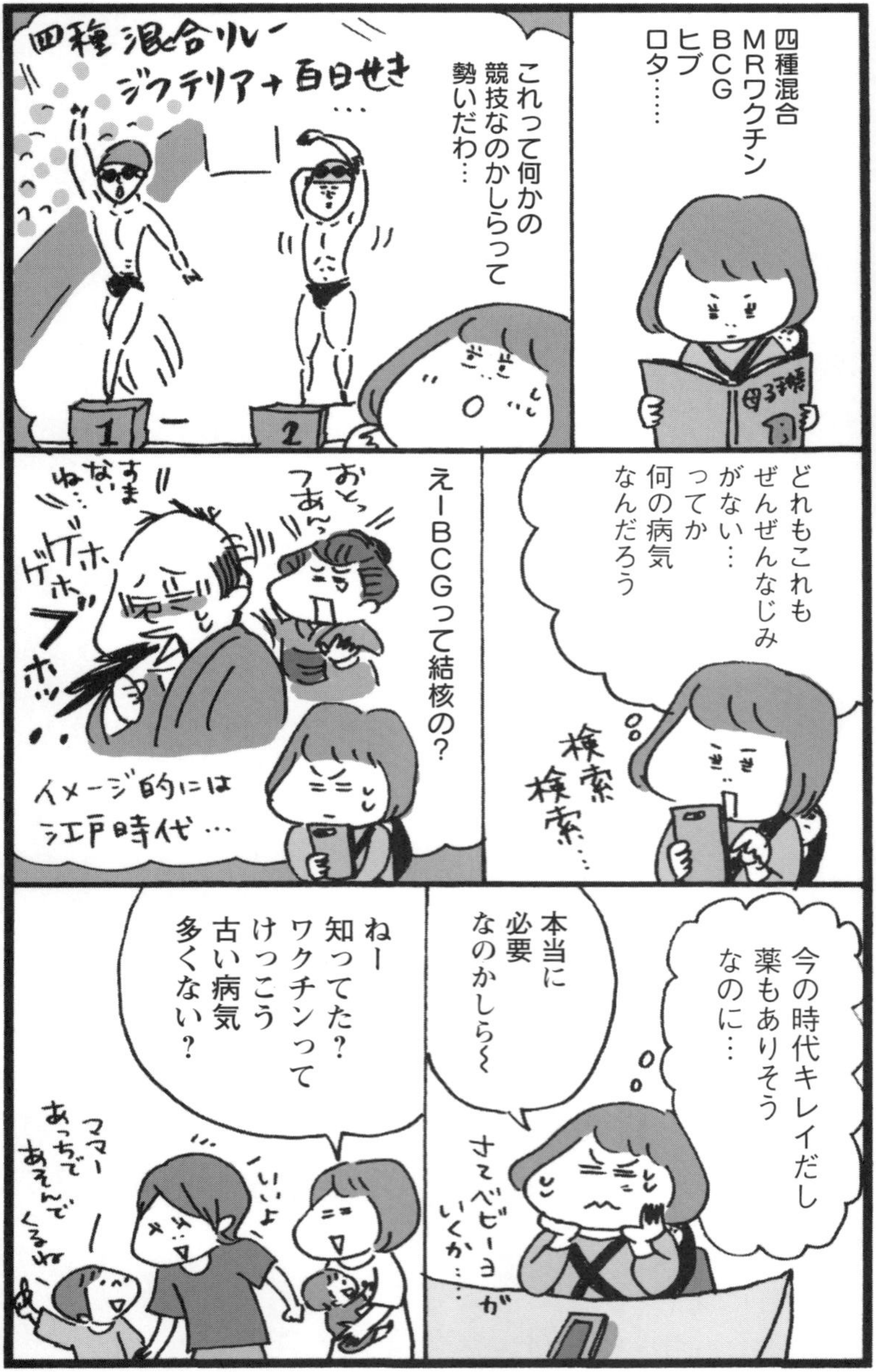
四種混合
MRワクチン
BCG
ヒブ
ロタ……
母子手帳
これって何かの競技なのかしらって勢いだわ…
四種混合リレー
ジフテリア+百日せき
…
どれもこれもぜんぜんなじみがない… ってか何の病気なんだろう
検索 検索…
えーBCGって結核の?
おとっつあん…
すまないね…
ゲホゲホッ ブホッ
イメージ的には江戸時代…
今の時代キレイだし薬もありそうなのに…
本当に必要なのかしら〜
さてベビーヨガいくか…
ねー知ってた? ワクチンってけっこう古い病気多くない?
いいよ
ママーあっちであそんでくるね

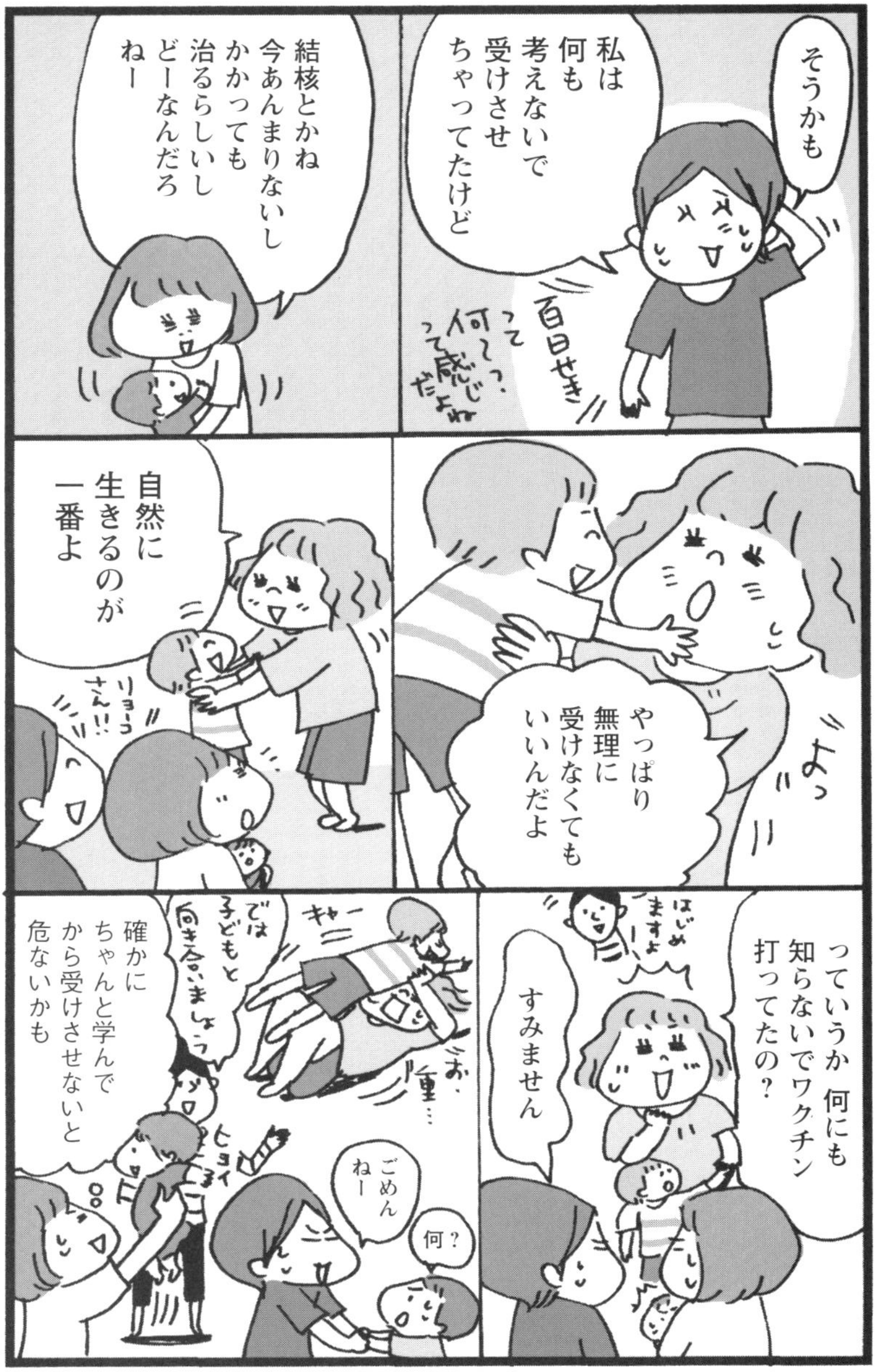
そうかも
私は何も考えないで受けさせちゃってたけど
百日せきって何て?って感じだよね
結核とかね今あんまりないしかかっても治るらしいしどーなんだろねー
やっぱり無理に受けなくてもいいんだよ
よっ
自然に生きるのが一番よ
リョーコさん!!
っていうか 何にも知らないでワクチン打ってたの?
はじめますよ
すみません
では子どもと向き合いましょう
キャー
お、重…
ヒョイ
ごめんねー
何?
確かにちゃんと学んでから受けさせせないと危ないかも

主にこんなワクチンが医療機関ですすめられています

★印が推奨されている接種時期です。

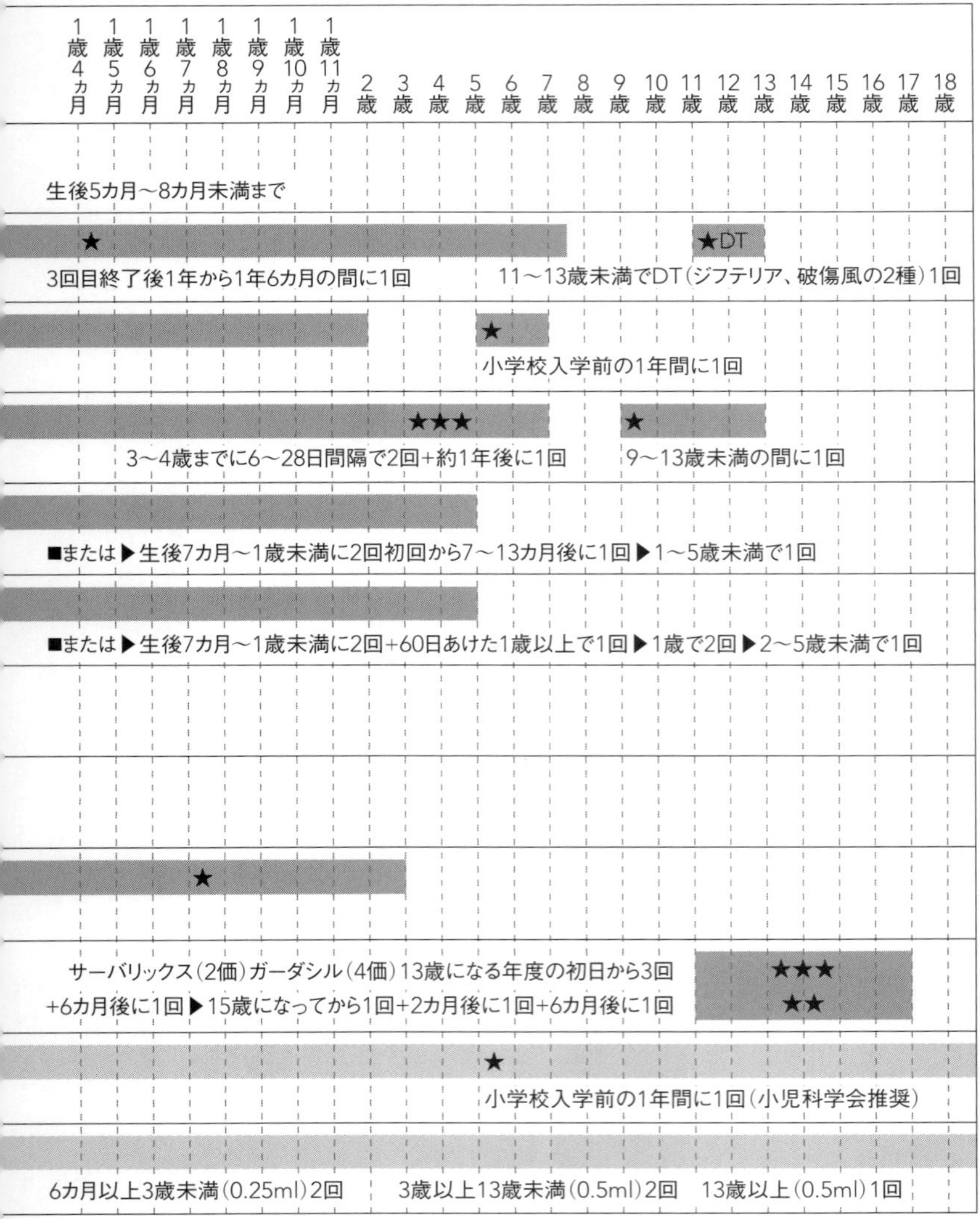

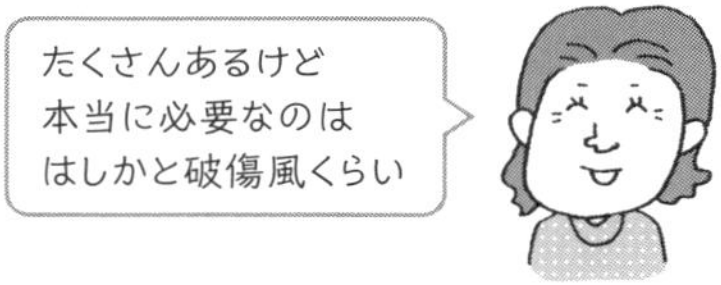
たくさんあるけど
本当に必要なのは
はしかと破傷風くらい

		1カ月 2カ月 3カ月 4カ月 5カ月 6カ月 7カ月 8カ月 9カ月 10カ月 11カ月 1歳 1歳1カ月 1歳2カ月 1歳3カ月
定期	BCG	★ 1歳未満までに1回　標準接種期間は
定期	五種混合（ジフテリア、百日せき、破傷風、ポリオ、ヒブ）	★★★ 生後3カ月から20〜56日間隔で3回+
定期	MR（はしか、風しん）	★ 1〜2歳未満の間に1回
定期	日本脳炎	
定期	ヒブ ※2024年4月から五種混合ワクチンに統合	★★★ ★ 27日以上の間隔で生後2〜7カ月に3回+7〜13カ月未満で1回
定期	肺炎球菌	★★★ ★ 27日以上の間隔で生後2〜7カ月に3回+生後12〜15カ月に1回
定期	B型肝炎	★★ ★ 27日以上の間隔で2回+1回目から139日以上あけて1回
定期	ロタウイルス（1価）	★★ 生後6週から生後24週までに2回
定期	ロタウイルス（5価）	★★★ 生後6週から生後32週までに3回
定期	水痘（水ぼうそう）	★ 1歳で1回+3カ月以上あけて1回
定期	HPV	シルガード9（9価）15歳になるまでに1回
任意	おたふくかぜ	★ 1歳から1回
任意	インフルエンザ	毎秋

2025年4月時点。予防接種の種類や接種期間は変更になることがあります。

五種混合ワクチン（ジフテリア・百日せき・破傷風・ポリオ・ヒブ）

※ヒブワクチンの解説はP130

●何の病気を防ぐワクチン？

ジフテリア、百日せき、破傷風、ポリオ、ヒブの5つのワクチンを混合した不活化ワクチンです。ジフテリアと破傷風のワクチンは、菌そのものではなく、菌から出た毒素に対して抗体を作らせるためのワクチンです（「トキソイド」と言います）。

●いつ打つの？

生後3カ月から12カ月までに3回接種し、その後6カ月以上あけて1回接種します。幼児期に4回接種した後、11歳以上13歳未満の時にジフテリアと破傷風混合ワクチンの追加を1回接種します。

●いつからあるワクチン？

ジフテリア、百日せき、破傷風の三種混合ワクチンは、1968年から定期接種になった、比較的長く使われてきたワクチンです。ポリオは1960年代から経口生ワクチンの接種が始まりました。2012年から不活化ワクチンに切りかわり、三種混合ワクチンと統合され、四種混合ワクチンとなりました。さらに2024年4月からヒブワクチンが加わり、五種混合ワクチンとなりました。

●必要性は？

必要性が高いのは破傷風のワクチンのみです。破傷風はまれな病気ですが、自然感染で抗体を作れないので、ワクチンで予防するしかありません。

ジフテリアは衛生状態の悪い貧しい生活環境下で発症する病気で、現在の日本では見られない病気。ポリオは日本だけでなく、世界的に見られなくなっている病気です。

百日せきは、今も流行はありますが、重症化するのは、生後6カ月未満に限られます。接種時期が早いのは百日せきやヒブの重症化予防のため。1歳過ぎても百日せきやヒブの予防が必要かどうかは疑問です。

ジフテリアってどんな病気？

抗生物質で治ってしまう病気です
もう日本では患者が出ていません

○戦中戦後の混乱期におそれられた病気です

ジフテリアがどんな病気か知っている人は、もうほとんどいないでしょう。ジフテリアはジフテリア菌に感染し、増殖するジフテリア菌から毒素が出ることで組織に壊死が起こり、発症します。最初はかぜに似た症状から始まり、犬が吠えているようなせきが出るのが特徴で、高熱が出てのどの粘膜に偽膜《ぎまく》をつくり、呼吸困難になります。

抗菌剤のなかった時代や、第二次世界大戦の混乱期には猛威をふるいました。私の姉もジフテリアにかかりました。馬の血清で治療をしたので、姉は馬刺しを食べないようにと言われていたものです。アレルギー反応が強く出る危険があるからです。

かつてはおそれられたジフテリアでしたが、現在の日本ではもう患者が出ていません。2000年に1名、疑わしい患者が出たきりになっています。ジフテリアの患者が出なくなったのは、生活環境が整い、栄養状態がよくなったから。そして、特効薬である抗生物質の国内生産が始まったからです。

○感染しても、発症することはほとんどないでしょう

こわい病気のようですが、ジフテリア菌に感染しても、通常はほとんど発症しません。栄養状態が悪く、ひどく免疫力が落ちている場合のみ、発症します。今の日本では、万一発症しても、抗生物質の投与であっさり治ってしまいます。

今もジフテリア菌はどこかにいるでしょう。感染しても症状が出ないままの人もたくさんいるのかもしれません。でも、これだけ抗生物質を使っている国で、ジフテリアが流行することはありえません。

病気が制圧されたのにいまだに定期接種に入っていますが、ワクチンを打たなければ命の危険があるような病気ではないことは、覚えておいてほしいと思います。

百日せきってどんな病気？

かかると危険なのは3カ月未満の乳児
生後3カ月は人ごみへの外出はできるだけ避けて

○危険があるのは月齢6カ月未満の乳児

百日せきは、現在も時々流行があります。特に、大人や老人がかかっています。乳児期にワクチンを打った小学生もかかっています。

百日せきは、百日せき菌に感染することで発症します。せきが続いたり、慢性的な疲労が続いたりして、完治するまで3カ月と長いのですが、危険な病気ではありません。百日せきとわからないまま治癒してしまうことも多いため、感染を広げてしまうのです。

重篤になる危険があるのは、6カ月未満の乳児です。実際の重症例は3カ月未満がとくに多いのです。百日せきは、胎盤を通してお母さんから抗体をもらうことができません。そのために生後1カ月ほどでも感染する危険があります。

○抗生物質の投与で治る病気です

ワクチン接種できるのは3カ月からなので、それまではできるだけ無用な外出を避けるなど、なるべく赤ちゃんを人ごみに連れていかないように、せきをしている人と接触しないように気をつけるしかないでしょう。

ひどいせきこみが続いて嘔吐したり、せきが続いたあとに息を吸い込む笛のような音がしたりする場合は百日せきを疑います。早い段階で抗生物質を投与すれば、重症化を防ぐことができます。現在では、亡くなるような重症例は報告がありません。

百日せきの流行は今もありますが、かぜと間違えられたままの場合も多く、死に至るような危険な病気ではなくなっています。細菌によって感染する病気は、抗生物質で治るので、わざわざワクチンを追加して打つような必要もないのです。

3カ月から混合ワクチンを打てる場合は、ワクチンを打つメリットもありますが、2歳を過ぎたらもう予防する必要はないでしょう。

破傷風ってどんな病気？

破傷風は日常生活では感染しません
ケガをしたときの用心のためのワクチンです

○破傷風は空気のないところで感染します

破傷風菌は嫌気性菌《けんきせい》です。空気のない土の中でじっと生きています。空気に触れるところでは増えることができないので、道路で転んですりむいても危険はありません。水中での傷や、古釘を踏み抜くなど、空気に触れないところで傷口が破傷風菌で汚染された土に触れた場合に、感染する危険があります。

破傷風に感染しても、菌から発生した毒が、数日かけて全身に移行するまでに治療が可能です。ワクチンで作った基礎免疫があれば、再度、追加でワクチンを打ちます。ワクチンで作った抗体がなければ、免疫グロブリン（抗体の役割をする血清です）で治療し、その後ワクチンを打ちます。

子どものころのワクチンは一生ものではありません。そのため定期接種では、10歳で破傷風とジフテリアの追加のワクチンを打つのです。獣医や自衛官など、破傷風菌の危険にさらされる職業の場合は、何年かに一度のワクチン接種で、抗体を維持しています。

破傷風は自然感染によって抗体を作ることができません。命に関わる病気でもあるので、まれな病気ですが、破傷風ワクチンは小さいうちに打って基礎免疫をつけておいたほうが得策かもしれません。

自費になりますが、五種混合の定期接種を受けずに、外科で単独の破傷風ワクチンを選ぶこともできます。破傷風の単独ワクチンは赤ちゃん用のものはありません。大人と同じものを打ちます。赤ちゃんのうちは破傷風に感染する危険も少ないので、単独ワクチンを打つ場合は、せめて1歳を過ぎてからにしたほうがいいでしょう。

あわてる必要はありません。破傷風のワクチンが定期接種に入ったのは1968年から。それ以前に生まれた人たちはワクチンを打っていない人がほとんどです。だからといって高齢者がバタバタ破傷風になっているわけではないですよね。

ポリオってどんな病気？

世界のほとんどの国でみられなくなった病気です
生ワクチンによる感染の危険もなくなりました

○生ワクチンから不活化ワクチンへ

ポリオ（急性灰白髄炎《きゅうせいかいはくずいえん》とも言います）はポリオウイルスに経口感染することで起こります。感染しても、ほとんどは無症状か、かぜのような症状を起こしただけで治りますが、幼児が感染して重症化すると、まれにポリオウイルスが腸から脊髄に侵入し、手や足に麻痺を起こすことがあります。別名で小児麻痺と呼ばれることもあります。

日本では1960年代に大流行しましたが、緊急輸入された生ワクチンが効果を上げ、流行が見事に止まりました。1981年代以降自然発生はありません。ポリオ生ワクチンの効果は高く、世界各国でポリオ根絶宣言が出され、現在ポリオの流行がある国とされているのは、ナイジェリア、パキスタン、アフガニスタンの3国のみ。これらの国からの輸入によって、周辺国や、紛争地帯を抱える国に感染者が出る場合がありますが、日本では輸入でのポリオ発症例はありません。

＊

ところが、日本では、ポリオ患者がいなくなった後も、長い間、ワクチン内のウイルスによるポリオ患者が出ていたのです。ワクチン内のウイルスが毒性を回復して麻痺を起こしたり、生ワクチン投与後の赤ちゃんのおむつから周囲に二次感染する例があったのです。

そのため2012年、生ワクチンから注射の不活化ワクチンに切り替わりました。2013年からは四種混合ワクチンに統合されました。

今使われている不活化ワクチンが、どのくらい効果があるものなのかはわかりません。現在五種混合ワクチンに入っていますが、本当は、ポリオの残っている国に行くのでもなければ、もう必要のないワクチンなのです。日本にいる幼児がポリオに感染する危険はほとんどないでしょう。五種混合ワクチンを受ける機会がなかった場合は、わざわざ単独で不活化ワクチンを受ける必要はないでしょう。

MRワクチン
（はしか・風しん）

定期接種

●何の病気を防ぐワクチン？

はしか（「麻《ま》しん」とも言います）と風しんを防ぐ混合ワクチンです。どちらも、弱毒性のウイルスを使った生ワクチンです。

●いつ打つの？

1歳になってから1回と、小学校に上がる前の1年の計2回が定期接種に入っています。1歳になるまでは、赤ちゃんの免疫機構ができあがっていないため、打っても効果は低いと考えられます。心配だからと早めに打つ必要はありません。

●いつからあるワクチン？

現在使われているはしかのワクチンは、1969年から使われるようになり、1978年から定期接種となりました。風しんのワクチンは1977年から中学生の女子を対象に定期接種としてスタート。1995年からは1歳から小学校入学前の男女対象に変更されました。2006年度にはMRワクチンとして、はしかと風しんの2種混合ワクチンの定期接種となりました。

●必要性は？

はしかと風しんのどちらのワクチンも、ウイルスを弱毒化してつくった生ワクチンのため、効果は高いです。はしかはかつては命をおびやかす重い病でしたが、今では流行自体がなくなり、まれに発症する人が出ても、亡くなるようなことはありません。それでも、はしかは何日も高熱の続く病気です。予防したいという人にはおすすめできるワクチンです。

風しんは子どもがかかっても軽くすむ病気ですが、妊娠初期の女性が感染すると、赤ちゃんに影響が出る先天性風しん症候群を起こすことがあります。本来は、赤ちゃんや子どもより、妊娠を考えている女性に必要なワクチンです。

はしかってどんな病気？

感染力が強く、高熱が何日も続きます
でも、今では命を落とす病気ではありません

○はしかは命を落とす病気ではなくなりました

はしかは、感染力が非常に強い病気です。

感染すると、最初は高熱が出て、一度熱が下がったあと、再び高熱が出ます。その時小さな赤い発疹が現れ、その発疹と前後して口の中に白い斑点が出るのが特徴です。39度以上の高熱が続き、全身に発疹が広がった後、回復していきます。

はしかのワクチンのおかげで、日本では子どもたちの間にはしかの流行はなくなりました。けれども、世界中にはまだまだはしかの患者さんはいるので、時おり持ち込まれ、感染を広げてニュースになります。流行がなくなったために、ワクチンで作った抗体がいつしか消えてしまい、たまたま持ち込まれたはしかのウイルスに出合うと感染してしまうようになったのです。

みんなで2回ワクチンを打っていたらかからないはずだったのに、そうではありませんでした。流行の中で、何度も何度もかかることが、「2度なし」を支えていたのです。

はしか流行のニュースを聞くとこわいような気がします。江戸時代には、はしかは「命さだめ」と言われました。貧しい環境下では、高熱が続くために肺炎などの合併症を起こして命を落とすことがありました。けれども、現在では、はしかで命を落とすことはまずありません。薬も必要ありません、休養を取れば自然に回復していきます。

○こわれてしまったお母さんと赤ちゃんのつながり

問題があるとすれば、現在、0歳児がはしかにかかってしまうことです。

昔のお母さんたちは、自分自身がはしかにかかって得た強力な抗体を持っていて、胎内の赤ちゃんにはしかの抗体をわたしていました。その抗体に守られるので、体力がつく2歳くらいまでは、赤ちゃんははしかにはかからなかったのです。お母さんの大集団が、赤ちゃんをはしかから守っていたのです。ワクチンの普及は、このような母と子の自然の営みも壊してしまいました。

できるだけ早くはしかのワクチンを打ったほうがいいように思えますが、0歳児のうちは免疫の機能ができあがっていないので、ワクチンを打ってもうまく抗体がつくられません。副作用も心配です。

近年のはしか患者の報告数を見ると、はしかにかかった1歳、2歳の子どもの約半数にはワクチン歴があります。早くワクチンを打ったからといって、はしかを防げるわけではないのです。

○はしかにかかることをこわがりすぎないで

今は、はしかにかかって免疫をつけたいと思っても、ほとんど感染する機会がありません。はしかにかかることが難しいので、抗体を作るにはワクチンを打つしかないという現状があります。はしかのワクチンは効果の高いワクチンなので、接種する意味はあります。騒ぎにまき込まれないためにも、はしかのワクチンくらい打っておく方が気持ちも楽かもしれません。あまり小さいうちではなく、元気な時に打っておけばいいでしょう。

ただし、他のワクチンと同じく、まれに副作用が出ることは避けられません。発熱や発疹など一過性の副作用がしばしば出るほか、ごくまれには、亜《あ》急《きゅう》性《せい》硬《こう》化《か》性《せい》全《ぜん》脳《のう》炎《えん》という、ワクチン株による重い脳炎を数年後に発症する場合もあるのです。

また、ワクチンを打ってもかかることはあるのだと思っておきましょう。

はしかにかかることをこわがりすぎないでください。０歳児でさえ、亡くなることはめったにありません。現在のワクチン世代のお父さんお母さんは、自分自身がはしかにかかっていません。そのために必要以上にはしかをおそれていますが、もともとは子どもがみんなかかって治っていく病気だったのです。

たしかに何日も高熱が続き、重い病気ですが、あったかくして休んでいれば、時間はかかりますが、自然に治る病気です。薬もいりません。そして、一度かかればワクチンとは比較にならない強力な抗体ができるのです。

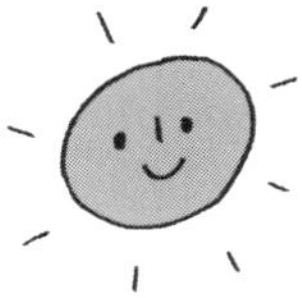

風しんってどんな病気？

ごく軽くすむ病気です かかってしまいたいけど流行自体がほとんどありません

○ワクチンが必要なのは子どもではなく若い女性

風しんは昔から「三日ばしか」と言って、とても軽い病気でした。風しんの子が出たと聞くと、「もらっておいで」と親が遊びに行かせたくらいの病気だったのです。

熱が出て、赤く細かい発疹が出るのが特徴です。ただし、微熱やのどの痛みのみの場合もあり、発疹をともなうとはかぎりません。3人に1人くらいはほとんど症状が出ないとも言われています。本当は子どもがワクチンで防ぐべき病気ではありません。

ワクチンが必要なのは、妊娠を考えている若い女性なのです。妊娠1カ月くらいのごく初期に風しんに感染すると、胎児に感染し、耳が聞こえなくなる、白内障になるなどの障害が出る、先天性風しん症候群を起こすことがあるからです。

実際には、先天性風しん症候群は風しんの流行時に全国で数例と、かなりまれです。また、人口内耳や白内障の手術も可能で、出生後の治療で軽減する場合も多いので、妊婦さんはどうか心配しすぎないようにしてください。

今では、すべての赤ちゃんへのワクチン導入のため、風しんが流行することはめったにありません。時おり大流行と報道されることがありますが、たいしたことはありません。小さな流行なのに、さわがれているのです。

○自費で単独ワクチンを選ぶ方法もあります

赤ちゃんや幼児の時のワクチンでできた抗体が、妊娠する年齢までもつかには不安が残りますが、かかってしまいたくても流行はないし、はしかとの混合ワクチンとなっているMRワクチンを打つのが一般的でしょう。

自費になってしまいますが、子どもの時にMRワクチンを選択せず、単独のはしかワクチンを選び、結婚、妊娠を考える年齢になってから、風しんワクチンを打つのもひとつの手だと思います。

BCGワクチン

定期接種

●何を防ぐワクチン？

9本の針のついたスタンプ型の注射で打つ、生ワクチンです。結核のワクチンといわれますが、肺結核を防ぐためのワクチンではありません。

結核には、肺に結核菌がすみついて、肺胞を破って呼吸ができなくなる一般的な肺結核と、結核菌が血流にのって全身や脳に広がり急性の症状を起こす、血行性の結核とのふたつの種類があります。BCGは、赤ちゃん時期にかかる血行性の結核のみを予防するワクチンです。

●いつ打つの？

定期接種では、1歳になるまでに1回の接種となっています。推奨されている接種期間は生後5～8カ月未満です。

●いつからあるワクチン？

BCGの歴史は古く、1世紀ほど前にフランスで初めて投与されました。日本では1948年から結核予防法に基づいて接種が行われてきました。

●必要性は？

生まれて半年程度の免疫のない赤ちゃんが結核菌をうつされると、重症化し、結核性髄膜炎、粟粒結核という、血行性で広がる結核を発症してしまうことがあります。日常的に赤ちゃんのそばに、結核にかかり、せきをして結核菌を出している人いる、という環境であれば必要です。それ以外は必要ありません。また、1歳を過ぎてしまえば重症化する危険はないので、ワクチンの必要はありません。

結核ってどんな病気？

結核は現代では死の病ではありません
薬で治る病気です

○結核は菌を持っているだけなら人にうつしません

かつて日本では、国民病と言われるほど結核が猛威をふるいました。戦後、国内で結核に効く薬が生産できるようになり、患者数は激減しました。けれども、現代の日本でも、結核による死亡者は年間２０００人ほどいます。このほとんどが高齢者です。

結核に一度かかると、結核菌は体の中に閉じ込められます。若いころに結核にかかった人が高齢になり、免疫力が落ちた時に結核菌が暴れ出し、亡くなっているのです。そうした人が毎年２０００人ほどいるということです。今の若い人にとっては結核は死の病ではありません。感染して発症しても、医師の管理のもと薬を飲み続ければ治る病気です。

また、結核は菌を持っているだけなら人にはうつしません。開放性結核という、菌をせきやたんで排出している状態になれば、近くにいる人にうつすことがあります。

○生後半年を過ぎたら打つ必要はありません

BCGは、かつては4歳未満に打たれていましたが、結核にかかって結核性髄膜炎や粟粒結核を起こす危険があるのは生後6カ月くらいまでなので、2005年以降、接種年齢を下げ、生後3~6カ月に変更されました。ところが、BCGの副作用と思われる骨炎（菌が骨に入って炎症を起こし全身に広がる病気）が増加してしまったのです。現在は生後1歳に至るまでと変更されました。

ほとんどの先進国ではBCGは打っていません。結核患者のいない地域でBCGを打つと、ワクチンのデメリットのみが大きくなってしまうからです。

日本でも、結核患者の出る地域は限られています。地域環境を確認し、必要ないなら接種は控えていいでしょう。

地域にかかわらず、6カ月を過ぎたら、もう打つ必要はありません。

B型肝炎ワクチン

定期接種

●何の病気を防ぐワクチン？

B型肝炎ワクチンは、B型肝炎ウイルスの感染を防ぐための不活化ワクチンです。B型肝炎ウイルスは、血液や体液を通して感染します。一般的には、性行為や輸血による感染が知られています。免疫力のない3歳以下の幼児期に感染すると、ウイルスを排除できず、ウイルスが持続感染してキャリア（発症はしていないけれど病原性のあるウイルスを体内に持っている人）になる可能性が高くなるため、接種がすすめられるようになりました。

●いつ打つの？

定期接種では、生後2カ月になってから生後9カ月になるまで、27日以上の間隔をおいて2回接種し、さらに第1回目の接種から139日以上の間隔をおいて1回、計3回接種することとなっています。

●いつからあるワクチン？

B型肝炎ワクチンは、日本では、B型肝炎母子感染防止事業と言って、1985年からB型肝炎キャリアのお母さんから生まれる赤ちゃんに接種されてきました。すべての赤ちゃんへの定期接種とされたのは2016年10月。つい最近のことです。

●必要性は？

お母さんがキャリアの場合は、出産時に子どもに必要なワクチンです。お父さんがキャリアの場合にも、打つ意味があるでしょう。そのほかのすべての赤ちゃんに必要なワクチンではありません。B型肝炎に感染するのは性行為や輸血、注射の回し打ちなどが多いのです。赤ちゃんが感染する可能性はほとんどありません。

免疫力がついてくれれば、B型肝炎に感染して急性B型肝炎にかかっても、ウイルスは排除されて自然治癒し、二度とB型肝炎にかかることはありません。

B型肝炎ってどんな病気？

ワクチンが必要なのはお母さんがキャリアの場合です

○B型肝炎ウイルスに感染しても、治ります

B型肝炎は、B型肝炎ウイルスに感染した血液を介してうつります。

B型肝炎ウイルスに感染して、一時的に症状が出ても、基本的には無治療で治り、自然にウイルスは排除されます。無症状のことも多いです。一度感染すれば抗体を作り、二度とB型肝炎にはかかりません。

ただし、免疫力のない3歳以下の幼児や、免疫力の落ちている人が感染すると、ウイルスを排除できず、持続感染といって、キャリアになる可能性が高くなります。けれども、キャリアになってもほとんどは無症状です。一部に慢性肝炎となり、肝硬変、

肝臓がんという経過をたどる場合もありますが、それもキャリアの1割程度にすぎません。

○赤ちゃんがB型肝炎に感染する可能性はまずないでしょう

B型肝炎の感染経路は、性行為や注射の回し打ち、刺青など、ウイルスに感染した血や体液を体内の血液に注ぎ込んだ場合です。

赤ちゃんや幼児が感染する可能性を考えると、出産時にお母さんから感染する以外はまれです。

海外では、割礼などの文化があったり、B型肝炎のキャリア率が高かったりするため、赤ちゃん全員に接種する意味もありますが、日本の場合はキャリア率も低いので、感染の機会はまずないと思います。赤ちゃん全員に接種をする必要はないでしょう。お母さん、お父さんなど、赤ちゃんのごく身近な人がB型肝炎キャリアの場合以外は、ワクチンは必要ありません。

○日本ではB型肝炎母子感染防止事業でキャリアは激減

お母さんがB型肝炎ウイルスキャリアの場合、出産時に赤ちゃんに感染させてしまい、赤ちゃんがキャリアになる危険があります。

そこで、妊娠中のお母さんがB型肝炎ウイルスキャリアの場合は、赤ちゃんが生まれたらすぐに、お母さんから感染したウイルスに対抗するために人免疫グロブリン製剤で治療し、さらに、B型肝炎ワクチン接種をして、母子感染を防止しています。

国の政策として1986年から日本で行われてきた、このB型肝炎母子感染防止事業は効果が高く、現在では母子感染でB型肝炎のキャリアになる赤ちゃんはほとんどいません。日本の例にならい、イギリスや北欧など日本と同じ母子感染防止の対策をとっている国もあります。

WHOは、5歳児のキャリア率をB型肝炎の指標にしています。これが2%以下であれば、その地域のB型肝炎はコントロールされているとしています。この目標達成のため、ユニバーサルワクチンといって、すべての赤ちゃんにB型肝炎ワクチンを打つことを勧奨しているのです。

しかし、日本では、B型肝炎ワクチンが定期接種になる以前から、幼児のB型肝炎キャリア率は0・1%以下であり、WHOの目標を大きく下回っています。すでに、母子感染防止事業でB型肝炎を完全に制圧している国と認定されているにもかかわらず、たった1例か2例、キャリアのお父さんからうつったなど、母子感染防止事業で防ぎきれなかった例のために、世界の情勢であるユニバーサルワクチンに切り替えられ、定期接種になったのです。

日本では、赤ちゃん全員に接種する必要などまったくありません。

*

日本はもともとB型肝炎キャリアの少ない国です。その少ないキャリアの人たちの多くが、予防接種のためにB型肝炎キャリアになったという過去の事例をご存じでしょうか？　幼児期に針も換えず予防接種を打たれたために、知らない間にB型肝炎ウイルスに感染し、キャリアになってしまった方たちなのです。

今はもちろん針も使い捨てにすることになっていますし、二度とないことだとは思いますが、予防接種にこのような過去があることは、心に留めておいてほしいと思います。

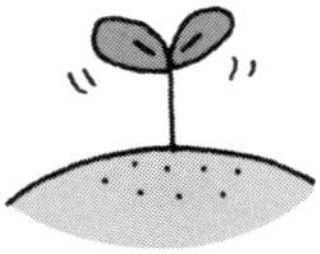

ヒブワクチン

※2024年4月から五種混合ワクチンに統合されています。

定期接種

●何の病気を防ぐワクチン?

ヒブは、健康な子どもの鼻やのどにもいる常在菌(132ページ参照)です。ヒブの抗体を持たない赤ちゃん時期に感染すると、まれに重症化し、脳や脊髄を包む髄膜に侵入して細菌性髄膜炎を起こすことがあります。抗生物質で回復しますが、治療がやっかいで、亡くなる場合もあるため、重症化の予防のためにすすめられているワクチンです。

●いつ打つの?

定期接種では、生後2~7カ月に3回打った後、7~13カ月後に1回の計4回の接種が推奨されています(または、生後7カ月から1歳未満で2回、7~13カ月後に1

回の計3回か、1～5歳未満で1回）。

●いつからあるワクチン？

ヒブワクチンは、日本では2007年に認可され、2010年11月から公費負担され、広く接種されるようになりました。ところが翌年3月、ヒブワクチンと肺炎球菌ワクチンの同時接種後に亡くなる赤ちゃんが相次ぎ、一時接種見合わせになりました。不安が広がりましたが、ワクチンとの関連性は否定され、4月には接種再開となっています。2013年4月からは定期接種となりました。2024年4月からは五種混合ワクチンに統合されています。

●必要性は？

ヒブに感染するのは、母体から受けた免疫が切れる4カ月ころからです。重症になる危険があるのは、抗体を獲得するまでのほんのわずかな期間です。0～2歳の時期は、常在菌に対して少しずつ自分の力で抗体を作っていく時期。1歳半くらいになれば、どの子もヒブの抗体を自然に作ることができます。ヒブによる細菌性髄膜炎を起こす危険性はどんどん少なくなるのです。

ヒブの感染症ってどんな病気？

ヒブは健康な人も持っている常在菌
本来ワクチンで防ぐものではありません

○ヒブは健康な子どもも持っている菌です

ヒブは、常在菌です。常在菌とは、人にとってこわい病原菌ではなく、通常は人に悪さをしない、人と共生している菌のことです。健康な子どものどや鼻にも見られることがあります。

ヒブワクチンのヒブは、正確にはヘモフィルスインフルエンザ菌b型と言います。100種類ほどもあるヒブのうちのb型という意味です。

名前にインフルエンザとついていますが、インフルエンザとは関係ありません。まだウイルスの存在が知られていなかった19世紀末に、熱を出している人のせきやたんを調べたところ、この菌が増えていたために、インフルエンザの原因菌とされて、間違って名前をつけられてしまいました。

生まれてすぐは、赤ちゃんはお母さんからもらった抗体で守られています。生後3カ月、4カ月になるころから、お母さんからもらった抗体が消えてきます。そのかわり、少しずついろいろな細菌に感染し、自分の力で抗体を作り、自分の免疫機能を作り上げていきます。ヒブもそのひとつです。

いつのまにか自然にかかって、自分で抗体を作ってしまうので、菌が増えたとしても、普通はとくに症状は出ません。健康に暮らしている子どもにとっては、えいっと撃退してしまえるもので、何もこわいものではないのです。

○ワクチンは重症化した細菌性髄膜炎を防ぐためのもの

ただ、免疫のしくみができあがっていない4カ月から1歳になるくらいまでの赤ちゃんが、何かの要因でとくに抵抗力が落ちてしまっているという場合に、このヒブの菌が体のあちこちに入り込み、髄膜などに侵入して重症化することがあるのです。

抗生物質の投与でほとんどの場合回復しますが、最近では抗生物質の効かない耐性菌が増えていて、治療が大変な場合があり、ワクチンがすすめられているのです。

ただし、それは本当にまれな場合です。小さな診療所では診たことのない医師が多いでしょう。そして、いったいどういう場合に重症化するのかはわかっていません。

○同時接種後に亡くなる赤ちゃんが多く、心配です

一方で、気になるのがワクチンの副作用です。ヒブワクチンはさまざまなワクチンと同時に接種されることが多く、副作用報告も多いのです。ヒブワクチン発売開始後の2010年から例年5名以上の赤ちゃんが接種後に亡くなっています。

同時接種のためにどのワクチンが原因かもわからず、亡くなった理由はほとんどが乳児突然死症候群という原因不明の疾患のせいとされ、副作用と認定されていません。海外でもヒブワクチン接種後には、接種との因果関係がわからない一定頻度の死亡例の報告があります。

急患で運び込まれる髄膜炎の子どもを間近で見ている救急医療の医師は、ヒブワクチンの必要性を訴えますが、ワクチンの安全性への疑問から、こわくてとても打てないという医師もいます。打つ場合も同時接種は避けるべきでしょう。

○ワクチンを打っても、細菌性髄膜炎全体の症例数は変わりません

2013年から赤ちゃんの定期接種となったヒブワクチン。以来、小児のヒブによる髄膜炎は9割も減少しました。ところが、細菌性髄膜炎の症例数全体は、減っていないのです。

細菌性髄膜炎を起こす原因菌は、ヒブだけではありません。さまざまな菌が原因になります。あるひとつの菌をワクチンで防いだとしても、また別の、ワクチンで防いでいない菌によって髄膜炎を引き起こしてしまう可能性が大きい、ということなのです。

すくすく育っていけば5歳くらいには自然にヒブへの抗体を獲得してしまうのに、乳児期に何度もワクチンを打って、常在菌に対する抵抗力を自然に作っていく過程をなくしてしまう。それは、子どもにとっていいことでしょうか？　そこにも大きな疑問が残ります。

月齢の低いうちは人ごみや病院へはなるべく連れていかないように気をつけ、一度に多くの菌にさらされないようにする、少しずつ外にいる時間を増やしていく。ワクチンを何度も打ちに行くより、その方が、赤ちゃんのためになると思います。

肺炎球菌ワクチン

定期接種

●何の病気を防ぐワクチン？

肺炎球菌は、子どもの鼻やのどなどにいる細菌です。健康な人にとっては危険な菌ではありませんが、肺炎の原因となったり、乳児が感染すると、中耳炎になったり、ごくまれに、脳脊髄液などに入り込み、細菌性髄膜炎を起こすことがあります。乳児の肺炎球菌ワクチンは、この細菌性髄膜炎を予防するためのワクチンです。

●いつ打つの？

肺炎球菌ワクチンは、ヒブワクチンと同じように、乳児期の細菌性髄膜炎を防ぐためのワクチンです。定期接種では生後2カ月～7カ月に3回、1歳になって1回の計4回が推奨されています（あるいは生後7カ月から3回、1歳になってから2回、2

歳になってからは1回)。

●いつからあるワクチン?

小児用の肺炎球菌ワクチンは、ヒブワクチンより少し遅れて、2010年から販売され、公費助成が始まりました。2011年の3月に、ヒブワクチンとの同時接種後に亡くなる赤ちゃんが相次いだため、一時接種見合わせとなりましたが、4月には接種は再開され、2013年4月からは定期接種に。2013年11月からは、7価(7種類の肺炎球菌に対応するワクチン)から13価のワクチンに、2024年4月からは15価、10月からは20価のワクチンに変更されました。

●必要性は?

肺炎球菌にはたくさんの型があり、ワクチンはそのすべてを防いでいるわけではありません。ヒブと同じように、肺炎球菌も常在菌の一種。自然感染で抗体を作っていく方がいいように思えます。また、肺炎球菌に感染して重症化する危険があるのは、お母さんからもらった免疫がきれる2カ月ころから2歳くらいになるまで。それ以降はワクチンで予防する必要はありません。

肺炎球菌の感染症ってどんな病気？

ワクチンの型以外の流行が増えています
自然にかかって抗体を作っていく方が安心です

○肺炎球菌は子どもの鼻などにいる常在菌

肺炎球菌は、人の鼻やのどなどに常にいる常在菌です。名前からもわかるように、肺に入って肺炎を起こす原因となったり、中耳炎を起こしたりしますが、健康な人にとっては危険な菌ではありません。高齢者や乳児など、免疫力の落ちている場合には病気の原因となることがあります。ごくまれに、脳脊髄液などに入り込み、細菌性髄膜炎を起こすことがあります。適切な抗生物質の投与で治癒しますが、重症化することもあります。乳児の肺炎球菌ワクチンは、この細菌性髄膜炎を予防するためのワクチンです。

この細菌性髄膜炎という病気は、免疫力のおとろえたお年寄りや、免疫力のない0歳児がかかることがありますが、何の細菌が原因なのか、不明の場合も多いのです。前項でご紹介したヒブ、肺炎球菌、髄膜炎菌などが原因になります。

○肺炎球菌による細菌性膜炎になる危険はどのくらい？

では、どの程度の赤ちゃんが肺炎球菌の細菌性髄膜炎にかかっているのでしょうか。正確な発症数はわかりませんが、大きな医療機関からの届け出数から推定すれば、年間約50例ほどと考えられます。その中で亡くなる赤ちゃんは、年間1人いるかいないかでしょう。

ヒブによる細菌性髄膜炎は、ヒブワクチンの普及で激減しました。ところが、肺炎球菌の細菌性髄膜炎はそこまで減っていません。

肺炎球菌には90以上もの型があるのです。全部のワクチンなど作れませんから、いくつかの型を選んでいるのです。最初は7価（7種類）のワクチンでしたが、あとから13価になりました。流行の多い型を選んでいるので、十分に効果があると言われていました。ところが、ワクチン接種でいくつかの型の流行を減らすと、ワクチンに入っていない、その他の型の流行が増えてくることがわかってきたのです。

厚労省の研究班の調査によれば、2017年には肺炎球菌の髄膜炎にかかった小児の96%が、ワクチンに含まれていない型に感染して髄膜炎になっていたことがわかりました。

ワクチンで数種類の細菌を防いだとしても、ワクチンで防いでいない別の細菌によって細菌性髄膜炎を発症してしまうのです。

○副作用も心配なワクチンです

肺炎球菌ワクチンには成人用のワクチンもあります。テレビのコマーシャルで観たことがあるでしょう。大人用は23の型に対応しています。この大人用と小児用は製法が違っています。

0歳児の赤ちゃんは、免疫の働きが未熟で、ワクチンを打っても抗体がなかなか作られません。大人の肺炎球菌と同じ製法では乳児に効果のあるワクチンを作れません。そのために、赤ちゃん用の肺炎球菌ワクチンには、ジフテリアの毒素をくっつけて、体内に病気の種をとどめやすくしているのです。ヒブワクチンも同じ製法で、ヒブワクチンには、破傷風の毒素をくっつけています。

さらに、これらのワクチンには、免疫増強剤のアジュバントも加えてあります。これらのワクチンは添加物もとても多いのが気になります。

厚労省による報告によれば、2011年11月に小児用肺炎球菌ワクチンの接種がスタートして以来、例年5例以上接種後の死亡例が報告されています。ワクチンとの因果関係はわかりませんが、肺炎球菌による細菌性髄膜炎で亡くなる赤ちゃんの数をはるかに上回っているのです。

＊

肺炎球菌は、健康な人が持っていても命の危険はないありふれた常在菌。しかも90以上の種類があります。これをワクチンで防ぎきれるものではありません。

細菌性髄膜炎は重い病気ですが、亡くなるのは高齢者がほとんどです。赤ちゃんの育つ力を信じて、少しずつ外気に触れて、ゆっくりと自分で抗体を作っていけば、それでいいのではないでしょうか。

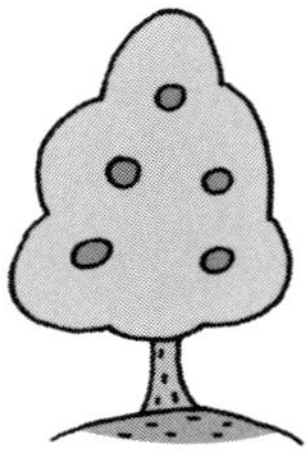

水痘（水ぼうそう）ワクチン

定期接種

●何の病気を防ぐワクチン？

水痘《すいとう》とは水ぼうそうのこと。水ぼうそうを防ぐワクチンです。生ワクチンで、効果は80％ほどと言われていますが、打ってもかかる場合がかなりあります。

●いつ打つの？

定期接種では、1歳から3歳になるまでに2回打つことになっています。1歳になってから1回目を打ち、3カ月以上（標準は6カ月）あけてもう一度打ちます。

●いつからあるワクチン？

水痘ワクチンは1974年に日本で最初に開発されたワクチンです。水ぼうそうは子どもにとって危険のない病気ですが、白血病など、免疫系の病気にかかっている子どもにとっては命に関わります。水痘ワクチンは、もともとはそうした子どもたちを救うために開発されたワクチンです。日本ではずっと任意接種でしたが、アメリカで1996年から定期接種化されたことから定期接種化の声が高まり、日本でも2014年から定期接種化されました。

●必要性は？

免疫系の病気にかかっている子どもにとっては必要です。健康な子どもには必要ありません。

接種しても水ぼうそうに感染してしまう場合もよくあり、効果が高いワクチンとは言えません。また、健康な子どもならワクチン接種歴がなくても、診断のつかないほど軽くすむことも多いです。長くても1週間ほどで自然に治る病気。水痘ワクチンは、本来健康な子どもが打つワクチンではありません。

水ぼうそうってどんな病気？

**健康な子どもは誰もが治っていく病気
ワクチンが必要な病気ではありません**

○健康な子どもには必要のないものです

水ぼうそうは感染力が強く、感染すると3〜4ミリほどの水疱が次々に出ます。かゆみが強いのが特徴ですが、熱は出たり出なかったりです。子ども自身の栄養状態がよく、健康な場合は、診断がつかないほどごく軽くすむ場合もあります。抗ウイルス薬もありますが、薬を使わなくても自然に治る病気です。

水痘ワクチンは、もともと健康な子どものために作られたワクチンではありません。白血病など、免疫不全の状態にある子どもが感染すると重症化し、命の危険があるので、そうした疾患のある子どもたちが、病状の落ち着いている時に接種するために作られたワクチンなのです。

○帯状疱疹は水ぼうそうのウイルスのしわざ

水ぼうそうに一度かかると、多くの場合、水ぼうそうの水痘ウイルスは体の神経細胞の中にひそみます。そして、加齢や疲労などによって免疫状態が下がってくると、水痘ウイルスが活動を始め、帯状疱疹《たいじょうほうしん》を発症するのです。ワクチンを受けて、水ぼうそうにかからずにすんだ場合も、帯状疱疹が出ます。帯状疱疹からも水ぼうそうがうつるのです。

現在、65歳以上の人に、帯状疱疹予防として水痘ワクチンがすすめられています。でも、体の中にウイルスがあるのに、ワクチンで入れる必要はないはずです。

定期接種となり、接種率が上がっているために、水ぼうそうにかかる子どもが減っています。でも、ウイルスが人々の体内にひそんでしまうので、水痘ウイルスが世の中からなくなることはありません。何度ワクチンを打っても水ぼうそうや帯状疱疹を防ぎきれるとは思えません。

水ぼうそうは、小さい時にかかってしまった方が安心な病気なのです。

日本脳炎ワクチン

定期接種

●何の病気を防ぐワクチン？

日本脳炎を防ぐ不活化ワクチンです。日本脳炎ウイルスを持っているコガタアカイエカという蚊に刺されることで感染し、発症すると日本脳炎を起こします。感染した人のうち、発症するのは、1000人～10000人に1人程度と言われています。症状の出ない人がほとんどです。

●いつ打つの？

定期接種では、3～5歳の幼児期に3回の接種のあと、9歳以上13歳未満で1回の追加接種の計4回接種です。勧奨差し控えなどの事情により接種機会を逃した人の場合は、20歳までに残りの回数を接種可能です。

●いつからあるワクチン？

日本脳炎ワクチンが使われ始めたのは古く、1955年からです。1965年に高度精製されたワクチンができ、厚生省（当時）が接種をすすめるようになりました。当時は日本脳炎の流行時に流行地域でのみ接種するものでした。定期接種となり、北海道を除く全国で接種されるようになったのは1994年からです。その後、副作用が問題になり、勧奨の差し控えがありました。製法を変えたワクチンの登場で2010年から勧奨再開され、2016年からは北海道でも定期接種が始まりました。

●必要性は？

生活環境により、日本脳炎を発症する人は激減しています。近年の発症者は年間一桁です。しかも、発症するのは高齢者が多く、ほとんどが回復しています。一方、日本脳炎ワクチン接種後の副作用は年間何十件と出ています。ワクチンの副作用の認定が出る例もあとをたちません。かかって病気になる人よりも、あきらかに副作用の方が多いワクチンです。打つ必要はありません。

日本脳炎ってどんな病気？

発症する人はほとんどいません
ワクチンの副作用の方が多いのです

○ワクチンを打たなくても、抗体を作ることができます

日本脳炎は、日本脳炎ウイルスを持っている、コガタアカイエカという蚊に刺されることでうつります。蚊が媒介して、豚や馬など、蚊にさされる動物すべてがうつります。人から人へはうつりません。

日本脳炎ウイルスに感染すれば、すぐ症状が出るわけではありません。感染した人のうち、発症するのは、1000人～10000人に1人程度と言われていますが、現在は全国で年に数人いるかいないか。ただし、知らずに発症している人はいるでしょう。日本脳炎は脳の組織をとるなど、くわしく検査をしなければわからない病気なのです。

日本脳炎ウイルスに感染してしまえば、抗体が作られるので、次に感染しても病気になることはありません。加齢などにより、免疫状態が悪くなっているような場合に、ウイルスが増え続け、血液中に流れ出して脳炎症状を起こすのです。

つまり、ワクチンを打たなくても、日本脳炎ウイルスを持った蚊に刺されてしまえば、ほとんどの人が病気になることなく、抗体を作ることができるのです。

○日本脳炎を発症して重症化する人はほとんどいません

生活環境の変化により、日本脳炎を発症する人は激減しました。田んぼの蚊が減ったこと、生活環境の変化、栄養状態の改善のために、日本脳炎を発症して重症化する人がいなくなったのです。抗体を持っていない赤ちゃんのうちに刺されて日本脳炎になったらこわいぞ、とおどす人がいるけれど、今は、生まれたばかりの赤ちゃんをかごに入れ、農作業の間は田んぼのあぜ道に置いておき、蚊に刺され放題……などという環境はまずないでしょう。また、重症になったとしても、幸いなことに適切な治療が施され、ほとんどの人が回復するようになりました。

今も、全国の豚を使って、日本脳炎ウイルスの存在が調べられています。豚の抗体を調べて、日本脳炎ウイルスの有無を見ているのです。すると、北海道には日本脳炎ウイルスを持っている蚊がいません。もちろん、そうした地域では日本脳炎にかかる可能性はなく、ワクチンも必要ありません。

九州地方のように、日本脳炎ウイルスを持った蚊がたくさんいる地域もありますが、そうした地域では、誰もが発症しないまま、自然感染で日本脳炎の抗体を作っていることが調査でわかっています。

2006年は日本脳炎ウイルスの活発な年でした。その年の熊本県の調査では、予防接種の中止にもかかわらず、4歳以下の子どもの60%以上が高い抗体を持っていました。このことは、栄養状態がよく、高い免疫力を保っている現代では、ほとんどの人が日本脳炎を発症することなく、なんなく抗体を作ってしまうことを証明しています。ワクチンを打って抗体を作る必要はないのです。

○副作用がなくならなかったワクチン

日本脳炎のワクチンは、以前はマウスの脳を使って作られていました。何度も改良されましたが、どんなに精製しても不純物が残り、副作用報告の多いワクチンでした。とくに、アデム（ADEM・急性散在性脳脊髄炎）と言われる重い中枢神経系障害の副作用が毎年出ていました。

その後、マウスの脳を使わずに、組織培養で作る日本脳炎ワクチンができましたが、副作用の報告数は、以前と変わっていません。

2012年には、日本脳炎ワクチン接種後に男児2人が相次いで亡くなったことが報道され、不安が広がりました。厚労省は、この例はワクチンとの因果関係は認められないとして、勧奨は続けられました。

けれども、その後、副作用は出続けています。以前の製法で多かった副作用のアデムも、なくなっていません。2013年4月から2018年10月までの間に、アデムと認定が出た症例だけでも19例にのぼっています。

2016年には、日本脳炎ウイルスを持った豚もいない、40年間日本脳炎の患者が1人も出ていない北海道で、日本脳炎ワクチンの定期接種が始まりました。患者が出ない地域で予防する必要はありません。たくさんの人が打てば副作用が増えてしまいます。

かつての流行時には必要だったワクチンですが、もう現代の日本では必要ありません。生まれたばかりの赤ちゃんが大量の蚊にさされるような環境も、今の日本にはありません。

おたふくかぜワクチン

任意接種

●何を防ぐワクチン？

おたふくかぜの原因ウイルスである、ムンプスウイルスの感染を防ぐ生ワクチンです。おたふくかぜは、正確には流行性耳下腺炎《じかせんえん》といい、おたふくかぜのウイルスであるムンプスウイルスに感染することで発症します。

通常順調に回復しますが、時に無菌性髄膜炎という症状を起こしたり、ごくまれに片耳が聴こえなくなるムンプス難聴を起こしたりする場合があります。

●いつ打つの？

任意接種のワクチンです。1歳になってから1回打った後、2、3年後に2回目を打つことが推奨されています。

●いつからあるワクチン？

おたふくかぜワクチンは1980年代始めに承認され、1989年に、はしか、風しんとの三種混合ワクチンであるMMRワクチンとなり、定期接種化されました。ところが、MMRワクチン接種後、副作用の無菌性髄膜炎が多発したのです。死亡を含む1700人以上の副作用報告を出して、MMRワクチンは中止されました（認定1040名、うち3名死亡）。調査により、あるメーカーのウイルス株を使ったおたふくかぜワクチンに問題があることがわかりました。MMRワクチンは廃止され、その後、単独のおたふくかぜワクチンとして任意接種扱いとなりました。

●必要性は？

幼児のうちにかかればこわい病気ではありません。自然感染から無菌性髄膜炎になっても自然治癒します。ムンプス難聴は心配ですが、両耳が聴こえなくなることはほとんどありません。ワクチンによる無菌性髄膜炎の副作用のリスクを考えると、必要性は低いワクチンです。

おたふくかぜってどんな病気?

思春期を過ぎてかかると重症になることも
でも無精子症になることはありません

○年齢が上がるにつれて症状が重くなります

おたふくかぜは、小さい子どもにとっては軽い病気です。おたふくかぜにかかると、耳下腺《じかせん》が腫れ、頬がふくらむのが特徴ですが、外見が変わらず、症状が出ない場合もあります。時に重症化して、頭痛、嘔吐、首が回らなくなる、意識障害を起こす無菌性髄膜炎を起こすことがありますが、自然治癒し、後遺症を残すこともありません。

通常は2歳くらいからかかります。乳児もかかることがありますが、乳児はほとんど症状が出ないことも。年齢が上がるにつれ、症状がはっきり出る傾向があります。

また、まれに、おたふくかぜのムンプスウイルスによって、耳が聴こえなくなるムンプス難聴を起こすことがあります。頻度は1000人に1人ともいわれますが、実態はよくわかっていません。通常は片耳のみで、両耳が聴こえなくなることはめったにありません。

また、幼児のうちにかかれば軽くすみますが、思春期以降の男子がおたふくかぜにかかると、睾丸が腫れる睾丸炎を起こすことがあります。

昔は成長してからおたふくかぜにかかると無精子症になり、不妊になると言われましたが、現在ではその迷信ははっきり否定されています。ただし、痛みは強く、重症化する場合もあります。幼児期に感染する機会がなかった場合には、ワクチン接種を考えてもいいでしょう。

ただ、ワクチンの接種率が高いアメリカで、おたふくかぜの集団発生が起こり、その51％に2回のワクチン接種歴があったという報告があります。

また、かつて大きな副作用被害が出た時とはワクチン株は変わっていますが、今もワクチンによる無菌性髄膜炎の副作用はなくなっていません。

おたふくかぜは、小さいうちにかかってしまうのがいちばんです。

ロタウイルスワクチン

定期接種

●何を防ぐワクチン？

ロタウイルスワクチンは、ロタウイルスが原因で起こる、急性胃腸炎を予防するためのワクチンです。シロップタイプの飲む生ワクチンです。ロタウイルスは冬場に流行し、型がたくさんあるので、しっかりと抗体ができるまで繰り返しかかります。多くは5歳以下の幼児がかかります。ワクチンは、0歳児が抵抗力のないうちにかかって重症になることを防ぐためのものです。

●いつ打つの？

現在2種類のワクチンが出ていますが、どちらも接種時期は生後2カ月から6カ月の間、生まれてすぐです。1価のロタリックスは生後6週～24週までに2回、5価のロタテックは生後6週～32週までに3回の接種。生ワクチンなので、接種後4週間はあけないと他の予防接種はできません。初回接種は生後14週と6日まで。それまでに初回接種をすませなければ、以降の接種はできません。

●いつからあるワクチン？

ロタワクチンは、2006年からアメリカで使用されるようになりました。日本では2011年に認可されたばかり。2020年10月から定期接種化されました。

●必要性は？

ロタにはたくさんの型があります。流行の多い型を選んでワクチンを作っているとはいえ、ワクチンですべてのロタウイルスの感染を防げるわけではありません。実際、ワクチンを接種しても感染することが多いようです。

月齢の低いうちに何度も病院へ行くリスク、副作用のリスクなどを考えれば、接種は必要ないと言えるでしょう。

ロタってどんな病気？

ケアは大変ですが危険な病気ではありません
ワクチンを打ってもかかります

○水分補給さえできていれば心配ありません

ロタウイルスは冬場から春先に流行します。ロタウイルスに感染すると、免疫のない乳幼児は急性胃腸炎を生じます。いきなり嘔吐し、下痢の症状が続き、白っぽい便が出るのが特徴です。ロタウイルスはとても丈夫で感染力が強く、発展途上国でも先進国でもどこでも流行します。たくさんの型があるので、何度もかかります。成長するにつれ、症状は軽くなってきます。

ロタウイルスの胃腸炎になった時に気をつけるべきことは、脱水症です。赤ちゃんが水分を受け付けず、尿やよだれが少なくなり、ぐったりしている場合は、病院に行くようにしましょう。

大事なのはこまめな水分補給です。水分補給さえきちんとできていれば心配はいりません。吐いた物やおむつの始末も大事ですが、どんなに清潔を心掛けてもロタウイルスの感染を防ぐのは難しいものなので、神経質になりすぎないようにしましょう。

○冬の嘔吐・下痢は赤ちゃんの通過儀礼のようなもの

接種期間が半年と短いのにはわけがあります。ロタウイルスワクチン開発当初、接種した乳児に、腸が折り重なって腸閉塞を起こす腸重積症の副作用が多発しました。調査の結果、この副作用が6カ月以上の乳児に発生し、月齢の低い乳児ではみられなかったことがわかりました。そのために接種月齢が低く設定されたのです。

5歳までにほぼ100％の子どもがかかるロタウイルス。お世話は大変ですが、打ってもかかる確率の高いことや、乳児期に打つワクチンの多さ、副作用、価格のことを考えれば、このワクチンの必要性は低いと考えていいと思います。

冬の嘔吐や下痢は、赤ちゃんが育つための通過儀礼のようなものではないでしょうか。親子で乗り切っていきましょう。

インフルエンザワクチン

任意接種

●何の病気を防ぐワクチン？

インフルエンザワクチンは、インフルエンザを予防するための不活化ワクチンです。けれども、インフルエンザウイルスの感染自体を防ぐはたらきはありません。かかっても重症化せずにすむと言われて、すすめられています。

●いつ打つの？

インフルエンザワクチンは任意接種です（高齢者やハイリスクの人には補助があります）。インフルエンザウイルスはどんどん変異するため、毎年新しいワクチンが作られ、毎年接種が必要とされています。医療機関では例年10月初旬から接種が始まり、12月中旬までに接種をすませることが推奨されています。生後6カ月以上～3歳未満は半量を2～4週間あけて2回、3歳～13歳未満は2～4週間あけて2回、13歳以上は1回接種か、1～4週間あけて2回接種します。

●いつからあるワクチン？

日本では、1962年から学童への集団接種が始まり、1976年からは義務接種となり、接種率が上がりました。流行はおさまらず、子どもの集団接種への疑問も高まり、1994年、インフルエンザの予防接種は任意接種に変更されました。

●必要性は？

インフルエンザウイルスは変異が速いウイルスです。そのため、次のシーズンにどう変異するかは予測がつかず、ピタリと合うワクチンを作ることは不可能です。また、インフルエンザウイルスはのどや鼻に感染して増えるので、血中に抗体を作るワクチンでは感染を防ぐことはできません。

一方、自然にかかれば、多少の変異に対応する強力な抗体ができるので、その後何年もかかることはありません。インフルエンザは毎年ワクチンを打って防ぐような病気ではありません。

インフルエンザってどんな病気？

かかっても自然に治る病気です
ワクチンも薬も必要ありません

○「インフルエンザ」と「脳症」は別の病気です

インフルエンザはかぜの一種で、自然に治る病気です。薬もいりません。高熱が出る場合がありますが、インフルエンザは、感染した人全員が発症するのではありません。感染しても、熱も出ず、元気な「不顕性感染《ふけんせいかんせん》」という状態の人がたくさんいます。元気に活動している人が、知らないうちに感染を広げてしまいます。

また、命の危険のある病気ではありません。インフルエンザにかかって重症化するのは免疫力の落ちたお年寄りですが、インフルエンザウイルスではなく、合併症として細菌による肺炎を起こして亡くなっています。

また、「インフルエンザ脳症」という言葉があります。乳幼児をもつ親をこわがらせていますが、インフルエンザと脳症は別の病気です。

かつて、インフルエンザやかぜの時に処方された強い解熱剤で、子どもたちにたくさんの脳症が発生しました。高熱が出てもその熱はウイルスとたたかうための熱。その熱自体が赤ちゃんの脳や体に害を及ぼすことはありません。解熱剤の使用が危険なのです。

現在は危険な解熱剤は病院では処方されないはずです。38・5度を超える場合はアセトアミノフェンなどの作用が弱い解熱剤を少量使用しましょう。ですが、できる限り解熱剤の使用は避け、市販のかぜ薬なども勝手に飲ませないようにしたほうが賢明です。脳症は、薬剤によって引き起こされている可能性があるからです。

○抗ウイルス薬も必要ありません

一時、タミフル服用後にマンションの自宅窓から飛び降りるなど、青少年の異常行動が問題になりました。2007年に10代の患者へのタミフル投与は原則中止されましたが、現在は再開されています。インフルエンザによっても、せん妄《もう》や異常行動は起こると言われ、依然としてタミフルなどの抗ウイルス薬がどんどん使われていることは問題です。

タミフルをはじめとする抗ウイルス薬や、ウイルスの増殖を抑えると話題になった新薬のゾフルーザは、そもそもウイルスを殺す薬ではなく、ウイルスの増殖を防ぐ薬です。治りがやや早くなる程度の効果しかありません。

一時的に熱が下がっても、なかなか完治せず、長引く傾向があります。さらに、耐性ウイルスがどんどん出現していることも問題です。

これからも新しい薬が次々に出てくると思いますが、インフルエンザには薬はいらない、と思っておけば間違いはないでしょう。

○ワクチンの効果はほとんどありません

鼻に噴霧する生ワクチンが出ていますが、副作用でインフルエンザを発症したり、周囲に感染させたりすることがわかっています。そもそもインフルエンザウイルスは変異の早いウイルスですから、どのように作っても効果の高いワクチンは作りようがありません。感染を防ぐワクチンでもないので、エチケットで打つ意味もありません。

ワクチンを打てば「重症化」を防ぐと言われていますが、どの程度を重症と思うかは人によって差があります。医師にとっては患者さんが亡くならなければ重症ではないという判断になるでしょう。重症化を防ぐ確かなデータはありません。

また、乳児、幼児への効果はほとんどないことが明らかになっています。1歳以上から6歳未満の幼児を対象にした研究データでは、発熱を指標とした有効率が20～30%、1歳未満の幼児では効果が明らかでなかったという報告があります。乳幼児に対しては接種をすすめる方がおかしいです。

○ワクチンよりも、おいしいものにお金を使いましょう

赤ちゃんのいる家庭では、家族全員がインフルエンザに倒れて大変な思いをしてしまうこともあるでしょう。でも、一度しっかりかかっておけば、強い抗体が作られ、その後何年もインフルエンザで熱を出すことはないはずです。

ワクチンを打ったのにかかってしまったという話はよく聞きますが、ワクチンを打っていない人がインフルエンザにかかってばかりいるという話は聞いたことがありません。

家族でワクチンを打つお金があったら、そのお金で家族でおいしいものでも食べましょう。その方がよほど家族の健康に効くことでしょう。

HPVワクチン（子宮頸がんワクチン）

※2024年度以降、一般名称が「子宮頸がんワクチン」から「HPVワクチン」に変更されています。

定期接種

●何を防ぐワクチン？

子宮頸がんの細胞を見ると、ヒトパピローマウイルスが発見されます。そこで、ヒトパピローマウイルスの感染を防ぐワクチンが開発されました。これが子宮頸がんワクチンです。正式にはＨＰＶ（ヒトパピローマウイルス）ワクチンと言います。全てのヒトパピローマウイルスを防げるわけではありません。このワクチンで子宮頸がんを防いだという実績もまだありません。

●いつ打つの？

小学校６年生～高校１年生の女子が対象の定期接種です。２価のサーバリックスは１回目から１カ月後と６カ月後の計３回の接種、４価のガーダシルは１回目から２カ月後、6カ月後の計3回の接種。9価のシルガードは15歳の誕生日までに1回目を受ければ5カ月以上あけて2回とされています。

●いつからあるワクチン？

子宮頸がんワクチンが日本に入って来たのは2009年です。2010年には自治体で補助金が出されるようになりました。2011年の東日本大震災の時に流れたテレビCMで一気に接種率が上がり、2013年からは定期接種となります。接種後の健康被害が多発したため、2か月後、厚労省から「積極的勧奨はしない」という勧告が出されました。その後、2022年4月から勧奨が再開されています。

●必要性は？

ワクチンを打っても検診は必要と言われている通り、このワクチンで子宮頸がんを防げるわけではありません。一方で、副作用の報告があまりに多すぎます。ワクチン接種後に出た副作用は、けいれん、失神、関節や筋肉などの全身の激しい痛みのほか、記憶障害など、重い後遺症を残す重篤な症例ばかりです。

定期接種に入っていますが、このワクチンを打つメリットはないでしょう。

子宮頸がんってどんな病気？

検診と早期発見で治療することができるがん
ワクチンは副作用報告が多く、効果も不明です

○子宮頸がんはがん化するまでに何年もかかります

ヒトパピローマウイルスは、女性の半数以上が生涯に感染すると言われる、ありふれたウイルスです。性交渉によって男性から感染し、子宮頸がんの原因と考えられています。感染したからがんになるわけではありません。ほとんどの人は、免疫力でどんどんウイルスを追い出しているのです。

ウイルスの感染は、子宮頸部の粘膜で起こりますが、粘膜の下には次々に新しい細胞ができていて、下から押し上げ、ウイルスが感染した細胞ははがれ落ちます。感染して細胞の形が変わる場合がありますが、それもはがれ落ちます。まれに、はがれ落ちずにウイルスがたまったままになると、持続感染となります。ここからさらに5年から10年たって、初めてがん化するのです。

このように、子宮頸がんは、がん化するまでに何年もかかります。そのため検診で発見し、治療することが可能です。不正出血や性交痛などの症状が出てきた時にすぐ受診すれば、最悪の事態は防ぐことができるがんなのです。

これほど長い時間をかけてがん化するものを、思春期のワクチン接種で防げるのか、その答えはまだ出ていません。

ヒトパピローマウイルスはたくさんの種類がありますが、とくに子宮頸がんのリスクの高いウイルスは15種ほどです。しかしワクチンは、その一部にしか対応していません。4価のガーダシル、9価のガーダシル9のうち2種は、性器にイボができる尖《せん》圭《けい》コンジローマのリスクの高いウイルスです。9種類に対応するワクチンでカバー力があるといわれますが、すべてではないのです。

ワクチンを打っても子宮頸がん検診は必要といわれている通り、子宮頸がんを予防する最大の手立ては検診です。これほど副作用報告の多いワクチンを打つ必要はありません。

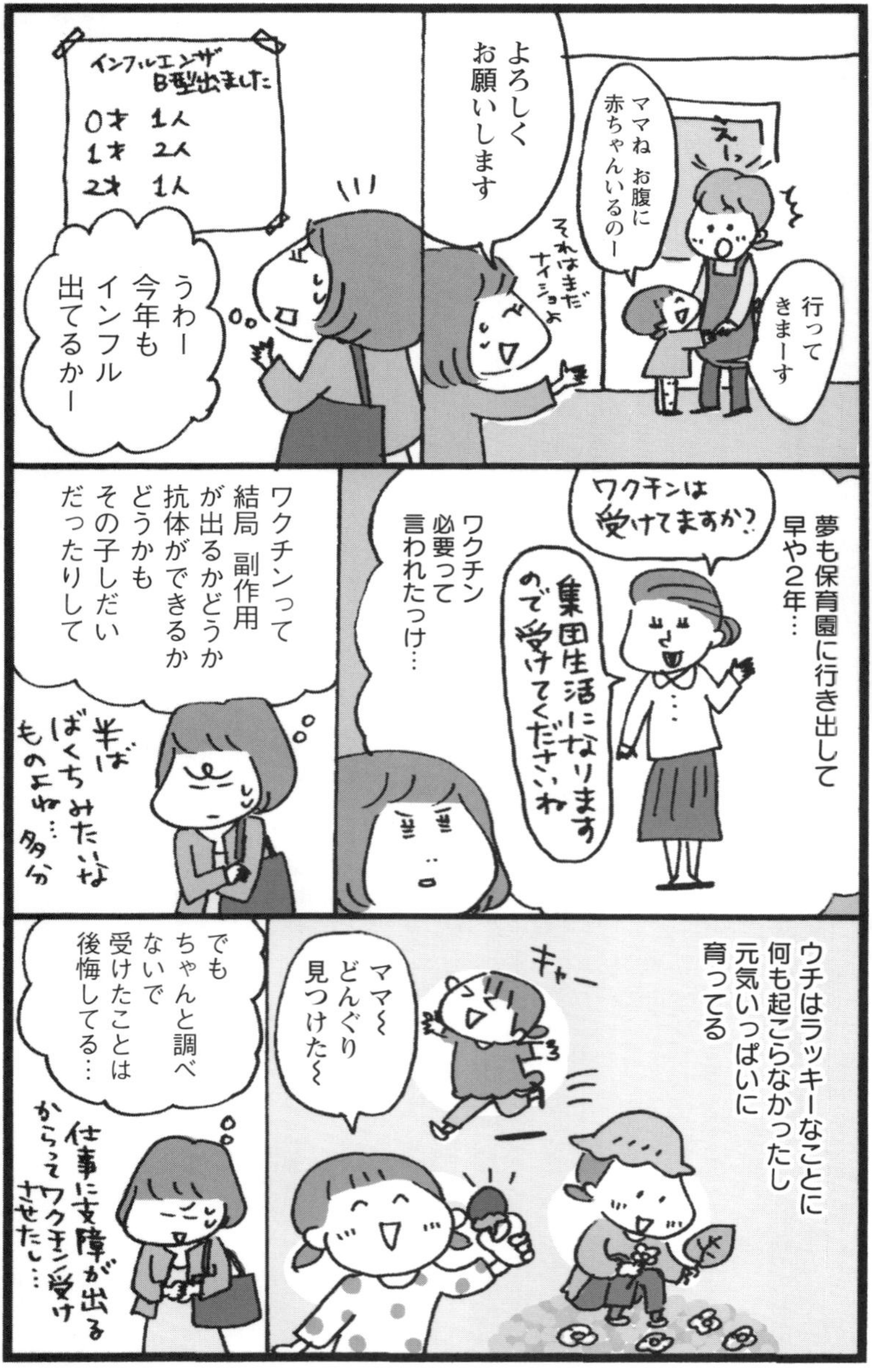
行ってきまーす
ママね お腹に赤ちゃんいるのー
えーっ
それはまだナイショよ
よろしくお願いします
インフルエンザB型出ました
0才 1人
1才 2人
2才 1人
うわー今年もインフル出てるかー
夢も保育園に行き出して早や2年…
ワクチンは受けてますか?
集団生活になりますので受けてくださいね
ワクチン必要って言われたっけ…
ワクチンって結局 副作用が出るかどうか抗体ができるかどうかもその子しだいだったりして
半ばばくちみたいなものよね…多分
ウチはラッキーなことに何も起こらなかったし元気いっぱいに育ってる
キャー
ママ〜どんぐり見つけた〜
でもちゃんと調べないで受けたことは後悔してる…
仕事に支障が出るからってワクチン受けさせたし…

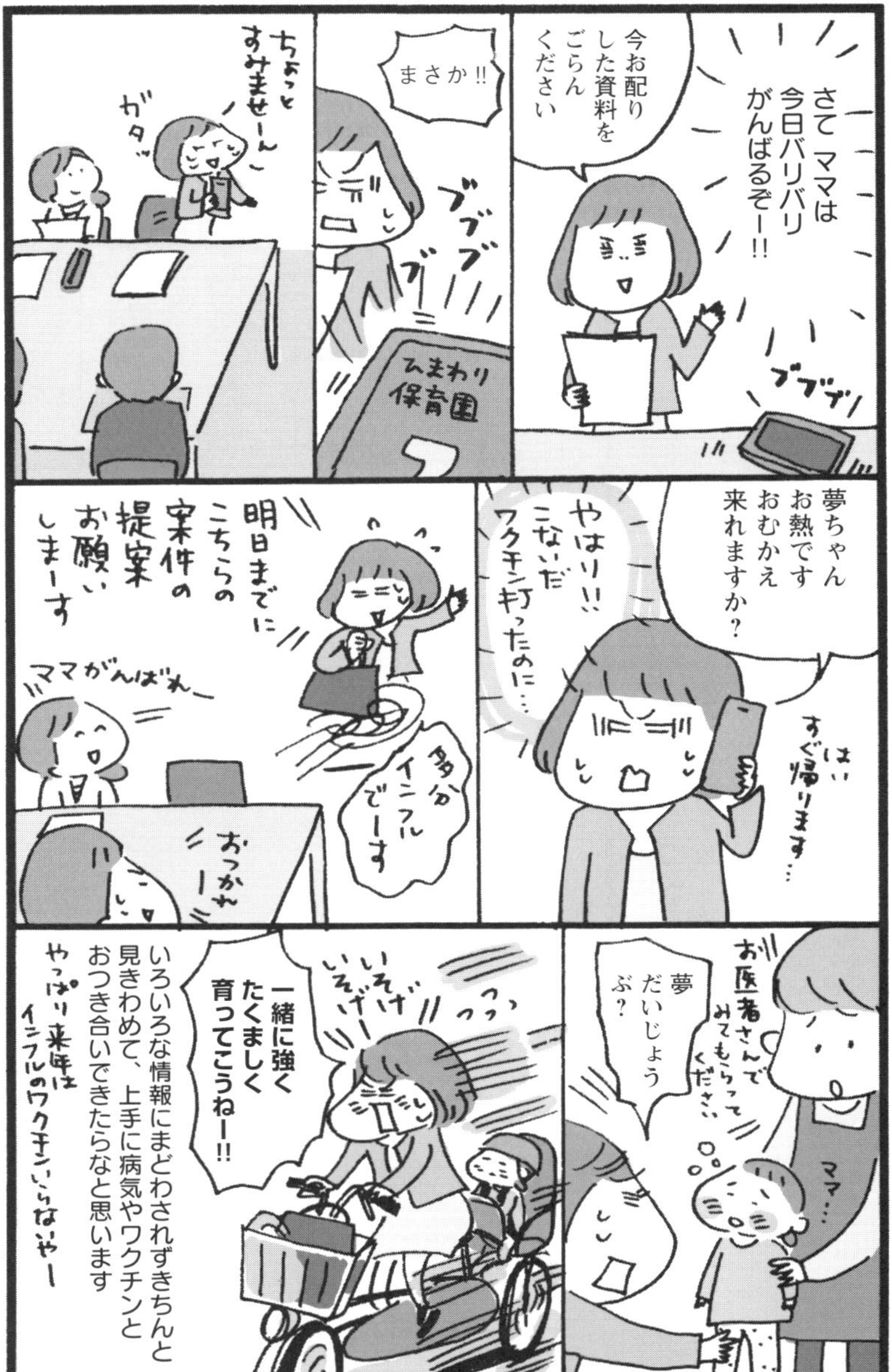
さて ママは
今日バリバリ
がんばるぞー!!
今お配りした資料をごらんください
ブブブブ
まさか!!
ブブブ
ブブ
ひまわり保育園
ちょっとすみませーん
ガタッ
夢ちゃんお熱です おむかえ来れますか?
やはり!! こないだワクチン打ったのに…
はい すぐ帰ります…
明日までにこちらの案件の提案お願いしまーす
ママがんばれー
多分インフルでーす
おつかれー
お医者さんでみてもらってください
夢 だいじょうぶ?
ママ…
いそげ いそげ
一緒に強くたくましく育ってこうねー!!
いろいろな情報にまどわされずきちんと見きわめて、上手に病気やワクチンとおつき合いできたらなと思います
やっぱり来年はインフルのワクチンいらないやー

あとがき

昔は、冬場にかぜで熱を出した子どもを病院に連れていくと、なんでこんな寒い中連れて来たんだ、あったかい家の中で寝ていなさい、と言われたものでした。いつから、病院に連れて行かないと、怒られるようになったのでしょう？

昔は、不眠症で悩む患者さんの様子を診て、ビオフェルミンなど、毒にならない偽薬を出していたお医者さんがいたものです

ところが、保険医療になって、全部オープンにしなければならなくなった時、その心理療法のようなやりかたが、すべてなくなってしまいました。

今、医師が患者に安心感を与えるということがなくなっています。医療に癒しがなくなってしまったように思います。そして人々は、薬もくれない、注射も打ってくれない、CTも撮ってくれない医者にはかからなくなりました。

「手当て」という言葉がありますね。これは、あったかい手をあてるとよくなる、と

いうところから来ています。

お腹が痛くても、お母さんがそっとさすってくれたら痛みもやわらぐ気がするし、熱があっても、額にあてられたひんやりした手にほっとして、ようやく眠りにつけたこともあったでしょう。

もちろん、それでは治らない病気があります。けれど、一方でなくしたものがあると思うのです。

最近、抗生物質によって腸内細菌が減ってしまっているなど、ようやく少しずつ薬剤の弊害がわかってきました。西洋医学は、外科などは大変な進歩をとげていますけれど、決して万能ではないのです。

＊

「天然痘《てんねんとう》」という病気を知っていますか？

高熱と顔を始めとする全身に発疹が出て後遺症を残します。致死率も高く、古くから世界中でおそれられた病気です。

この病気は、18世紀末から始まった「種痘」という世界初のワクチンによって、１９８０年、全世界から姿を消しました。ワクチンの効果は絶大で、種痘は西洋医学における輝かしい功績となったのです。

しかし、種痘は、とても副作用の強いワクチンでした。

日本では、最後の患者が出たのは1955年です。その後、1人の患者も出ていないのに、20年以上、国による義務接種の種痘は続けられ、接種後に脳炎を起こし、後遺症を残したり、亡くなったりする赤ちゃんが出続けていたのです。

予防接種裁判の原告となったある赤ちゃんは、問診時に吹き出物があり、主治医の先生に「もう天然痘は日本にはないからやめておきましょう」と言われました。それなのに、保健所からワクチンを打つよう催促の手紙が来たため、あわてた別の家族が、赤ちゃんを予防接種に連れて行き、副作用の脳炎を起こしてしまったのです。

日本で種痘の定期接種が終了したのは、ソマリアで最後の患者が発見される前年の1976年です。

ワクチンには副作用があります。それでも、致死率が高く、治っても後遺症の残る天然痘のようなこわい病気であれば、リスクがあっても、誰もが打つことを選択するでしょう。でも、もうその病気がないのなら、死ぬような危険がないのなら、副作用のリスクをおかしてまでワクチンを打つ必要はないのです。

＊

保健センターから打つようにお知らせが届くワクチン。そして、今、あたりまえのように打っているワクチン。あたりまえのようにやっていることが、もしかしたらおかしいのかもしれない——そのことに、ちょっとでも気づいてほしいと思います。

昭和一桁生まれの私は、ワクチンもほとんど打たないまま、戦後の焼け跡で中学高校時代をすごしました。弟に飲ませるミルクにも困り、自分もいつもお腹をすかせていました。たくさんの病気がはやりました。それでも、元気で長生きすることができました。

今、日本の赤ちゃんは世界で一番健康です。昔の赤ちゃんより、ずっと丈夫です。病気の予防は、ワクチンだけでするものではありません。どうぞ、赤ちゃんの育つ力を信じて、お母さんお父さんで判断してください。

母里　啓子

母里啓子
もりひろこ

医学博士。元・国立公衆衛生院（現・国立保健医療科学院）疫学部感染症室長。1934年、東京都生まれ。千葉大学医学部卒業後、伝染病研究所（現・東京大学医科学研究所）でウイルス学を修め、愛知県がんセンター研究所に勤務。在職中に、カナダのトロント大学オンタリオがん研究所に2年間留学。帰国後、東京都がん検診センター検査課長、横浜市衛生研究所細菌課長を経て、国立公衆衛生院（現・国立保健医療科学院）疫学部感染症室長を務める。のち、横浜市の瀬谷、戸塚、旭の保健所所長、介護老人保健施設「やよい台仁」の施設長を務め退職。著書に『インフルエンザ・ワクチンは打たないで！』『もうワクチンはやめなさい』（ともに双葉社）などがある。2021年10月15日逝去。

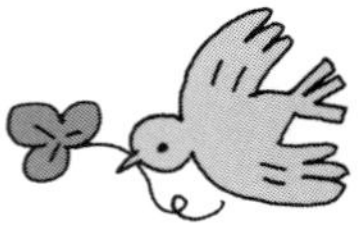
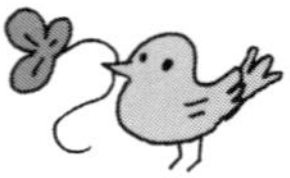

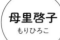

最新改訂版《さいしんかいていばん》
子《こ》どもと親《おや》のためのワクチン読本《どくほん》
知《し》っておきたい予防接種《よぼうせっしゅ》

2019年 6 月 2 日　第 1 刷発行
2025年 5 月 9 日　第10刷発行

著者●母里啓子《もりひろこ》

発行者●島野浩二

発行所●株式会社 双葉社
〒162-8540　東京都新宿区東五軒町3番28号
[電話]03-5261-4818（営業）　03-5261-4869（編集）
http://www.futabasha.co.jp/
（双葉社の書籍・コミック・ムックが買えます）

印刷所●三晃印刷 株式会社

製本所●株式会社 若林製本工場

落丁・乱丁の場合は、送料小社負担にてお取り替えいたします。
[製作部]宛にお送りください。
ただし、古書店で購入したものについてはお取り替えできません。
[電話]03-5261-4822（製作部）

ISBN978-4-575-31457-1 C0076

装丁●大野リサ
マンガ・イラスト●えのきのこ
編集・構成●戸塚美奈
編集●竹原晶子（双葉社）